Vive André!!

30/11/88.

LA RÉVOLUTION DIÉTÉTIQUE PAR L'EUTYNOTROPHIE

DU MÊME AUTEUR
aux Éditions Albin Michel

SOIGNEZ-VOUS PAR LA NATURE
TRAITÉ DE NATUROPATHIE PRATIQUE
Causes, soins diététiques et nutritionnels
Biothérapies dans les diverses maladies

SUPER-RÉGÉNÉRATION
PAR LES ALIMENTS MIRACLES

FOLIE ET SAGESSE
DES MÉDECINES NATURELLES

PLUS JAMAIS
D'ENFANTS MALADES

ROBERT MASSON
Naturopathe

LA RÉVOLUTION DIÉTÉTIQUE PAR L'EUTYNOTROPHIE

Réglage alimentaire individualisé

Albin Michel

22, rue Huyghens, 75014 Paris

ISBN 2-226-02552-9

L'ascèse alimentaire a ceci de commun avec la débauche alimentaire : c'est que toutes deux conduisent à la déchéance.

G. Thibon

Considérez les besoins nutritionnels de l'organisme tels qu'ils sont et non pas tels que vous auriez voulu qu'ils soient.

R. Masson

sommaire

introduction

Lorsque l'on voit l'incroyable floraison de systèmes alimentaires et régimes les plus contradictoires, l'homme de la rue pense que les connaissances humaines sur ce sujet sont bien aléatoires et pourtant il sent quand même confusément que l'alimentation doit bien jouer un rôle dans la santé.

Mais alors comment expliquer que, pour tel auteur, il faut manger équilibré et copieusement le matin, pour l'autre il faut jeûner jusqu'à midi, pour un auteur les fruits sont l'aliment n° 1 de l'homme, pour l'autre ils détruisent la santé, comment comprendre que pour X on doit manger cru et pour Y entièrement cuit ? Comment expliquer que tel « naturo » supprime viande, poisson, œufs, fromages, tel autre fait à ces aliments une part importante dans la ration journalière, etc. ?

Mais tout simplement parce que tout le monde a raison ; le fait de supprimer un aliment **quel qu'il soit :** céréales ou fruits ou viande, etc., entraîne un allégement digestif et métabolique expliquant la désintoxication et la désintoxination responsables de l'amélioration (momentanée) de la santé.

Malheureusement, l'homme étant omnivore, lorsque les réserves en nutriments s'épuisent, apparaissent les maladies de carences...

Il eût mieux valu rechercher l'allégement digestif et métabolique dans la réduction globale des quantités alimentaires sans exclusion d'aucun aliment, ce qui aurait du même coup évité les carences à proche ou moyenne échéance.

Enfin comment peut-on conseiller ces systèmes « naturo » : macrobiotique, végétalisme, crudivorisme, etc., ou des régimes classiques à des individus foncièrement différents les uns des autres ?

L'homme est non seulement UNITÉ mais UNICITÉ comme le soutenait Alexis Carrel.

La seule façon d'approcher la vérité, je dis bien approcher car personne ne possède la vérité avec un grand V, est d'essayer, dans le respect de la mesure et de l'équilibre alimentaire, de se nourrir en tenant compte de son hérédité, du climat, du travail, de sa typologie, de l'âge, de sa résistance au froid et à l'effort, etc.

On doit aussi tenir compte des habitudes acquises et ne changer doucement que les facteurs par trop nocifs, en respectant certaines imperfections nutritionnelles ou vitales devenues des « secondes natures ». Dans le cas où les conseils nutritionnels sont donnés avec insuffisamment de doigté, ils conduisent au naufrage biologique précipité.

Mais là il ne s'agit plus de « système naturo » ni de régime classique mais bel et bien d'un RÉGLAGE ALIMENTAIRE INDIVIDUALISÉ OU EUTYNOTROPHIE (littéralement bon réglage alimentaire).

Ni système ni régime, mais réglage alimentaire individualisé, telle est la clef de voûte de la santé humaine dont je vais vous parler maintenant.

étude critique des systèmes alimentaires

les crudivorismes

Nous formulons DES RÉSERVES SÉRIEUSES envers les différents crudivorismes.

en fonction du climat

Par **moins 15, moins 20°** et pis encore, absorber des **aliments froids** produit **chez l'homme** un **stress terrible** avec, pour la plupart, un **spasme du tube digestif et une inhibition de la digestion.**

Sur l'état général, **ajouter un « froid interne »** au **froid externe** cause une **déperdition extraordinaire d'énergie** se caractérisant par une baisse du potentiel vital et l'**affaiblissement général.**

Toute l'énergie vitale est **polarisée sur la lutte froid externe + froid interne ; le maintien de la thermie monopolise l'énergie vitale, la digestion se bloque : spasme + inhibition enzymatique.**

Ces observations sont valables POUR L'HOMME ; nous ne parlons pas des *animaux* dont l'énergie vitale est *quasi totalement monopolisable sur le « végétatif »*, ce qui n'est absolument pas le cas de l'homme *dont les deux tiers de l'énergie vitale SONT DÉRIVÉS VERS LE CORTEX*. Il est donc toujours *absurde de comparer l'animal et l'homme dans ce domaine*.

Quoiqu'il s'agisse d'une évidence, il est bon de rappeler que l'homme doit payer ses traites de voiture, son loyer, son percepteur, il étudie pour passer tel ou tel examen, il est soumis aux ordres d'un patron, à la mésentente conjugale, aux soucis parfois occasionnés par un enfant infirme, un parent malade, etc.

en fonction de la surcharge en fibres

La réduction drastique des farineux et féculents, la réduction habituelle des aliments protéiques d'origine animale est COMPENSÉE (pour satisfaire la faim) par une absorption massive de crudités-légumes aux repas et de fruits entre les repas.

Cette surcharge massive de fibres crée souvent des entérocolites de gravité exceptionnelle nécessitant souvent le transport d'urgence en clinique des enfants soumis au système crudivore.

Contrairement à l'animal, son potentiel vital est monopolisé aux deux tiers par le cortex ; il est impossible de demander à l'homme une forte dépense énergétique sur le « végétatif », ce que réalise le crudivorisme en particulier en climat froid.

Par contre, l'animal, *totalement préservé de cette déperdition vitale, peut monopoliser* sans risque son potentiel vital vers la sphère végétative en général et digestive en particulier.

Il faut enfin savoir que certaines personnes soumises à une alimentation CRUE donc absolument FROIDE ont leurs FONCTIONS DIGESTIVES TOTALEMENT INHIBÉES par le *STRESS DU FROID*, un spasme et une inhibition suivent invariablement une alimentation totalement froide.

Ces individus, même si le crudivorisme est équilibré (ce qui est très difficile et exceptionnel), perdent muscles, poids, énergie.

en fonction de la réduction générale des glucides

Certains crudivorismes suppriment purement et simplement céréales et tubercules, d'autres utilisent les *fruits secs et les bananes, d'autres encore les céréales germées ;* en théorie, les apports glucidiques semblent suffisants, mais en pratique il n'en est rien.

En effet, les fruits secs (dattes, figues, pruneaux, etc.) et les bananes « saturent » très vite le goût : la quantité ingérée est, dans l'observation des faits, extrêmement faible et insuffisante.

Quant aux céréales crues, elles ne sont relativement digestes que germées, mais *le goût des céréales crues est tellement insipide que, là encore, la quantité ingérée sera extrêmement faible et insuffisante.*

Cet apport **insuffisant** va entraîner rapidement *l'amaigrissement, la frilosité, l'atonie générale et l'absence de résistance au froid, tant par l'insuffisance d'apports glucidiques proprement dite que par la faible assimilation protéique entraînée par la réduction des glucides.*

Quel que soit le crudivorisme [instinctivorisme, alimentation dite spécifique et naturelle, etc.] **la perte de poids est de cinq à vingt kilos par an.**

en fonction des apports protéiques insuffisants

Très souvent dans les crudivorismes divers, il n'y a présence de **viande ou poisson ou œuf(s) ou fromage qu'à un seul repas par jour.**

Or, l'OBSERVATION DES FAITS prouve que, pour la plupart des individus, le maintien du tonus, de la vitalité, du « rendement général », du rendement sportif, le maintien du volume, de la tonicité musculaire, de la résistance à l'effort, au froid, aux infections, etc., **nécessite la présence à deux repas par jour de viande ou poisson ou œuf(s) ou fromage.**

La présence d'un apport **unique de protéines animales journalier** est une des causes de l'amaigrissement, de la fatigue, de l'atonie générale du crudivore.

en fonction de la dissociation aliments protéiques — aliments glucidiques

Les crudivores, nous l'avons vu, prennent peu d'amylacés et certains prennent à des repas différents aliments protéiques et aliments glucidiques.

Ceci est très dangereux car **le besoin de glucose étant tellement vital, l'organisme va utiliser une partie des amino-acides nés de la digestion des aliments protéiques à la néoglucogenèse, c'est-à-dire à la synthèse du glucose.**

Nous verrons le mécanisme en étudiant l'alimentation dissociée.

Le résultat de cette dissociation sera, entre autres, *l'anémie, la fonte musculaire, la dévitalisation générale.*

en fonction des apports de fruits aqueux

Dans certains crudivorismes, les apports de céréales et tubercules sont presque supprimés ; l'individu se substante de légumes, fruits, oléagineux, fromages blancs, jaunes d'œufs.

Dans ce cas précis, **la faim devient permanente entre les repas.**

Que fait alors le crudivore ?

Il mange des fruits aqueux, *seuls aliments commodes à utiliser entre les repas.*

Il finit souvent par utiliser de *1 à 3 kg de fruits par jour,* tenu compte de ce qu'il absorbe aux repas.

Malheureusement, cette quantité est très dangereuse pour beaucoup d'individus ; les acides des fruits sont normalement *transformés en glycogène au niveau hépatique et comburés en gaz carbonique + eau au niveau cellulaire,* mais ces possiblités de transformation et combustion *sont extrêmement variables d'un individu à l'autre.*

Plus l'individu est FRILEUX ET FATIGABLE, *moins il peut transformer ces acides en glycogène et moins il peut comburer les acides fruitariens : il devra donner ses bases minérales pour NEUTRALISER les acides NON TRANSFORMÉS EN GLYCOGÈNE OU NON COMBURÉS EN GAZ CARBONIQUE + EAU.*

Ce qui avec le temps aboutira à ce que j'ai nommé le SYNDROME DU FRUGIVORE, se caractérisant globalement par :

au niveau du tube digestif

— GINGIVITE ACIDE,
— dépapillation de la langue : GLOSSITE,
— APHTES,
— SPASMES ET DOULEURS STOMACALES,
— DÉCOLORATION DES SELLES TRADUISANT L'ÉPUISEMENT HÉPATIQUE.

au niveau des muqueuses respiratoires

— signe de la « GOUTTE AU NEZ »,
— YEUX LARMOYANTS,
— RHUMES ET BRONCHITES fréquents,
— extrême sensibilité aux maladies dites À FRIGORE,
— TUBERCULOSE si fruits pris en grande quantité le matin en pays froid par un sous-vital.

sur l'état général

— FRILOSITÉ pouvant devenir extrême,
— FATIGABILITÉ chronique manifeste,
— CRAMPES,
— SPASMES.

la circulation

— HYPOTENSION,
— SYNDROME DE RAYNAUD,
— CYANOSE DES LÈVRES,
— ENGELURES.

les endocrines

— ÉPUISEMENT DES SURRÉNALES,
— IMPUISSANCE,
— FRIGIDITÉ,
— HYPERTHYROÏDIE LARVÉE.

le système nerveux

— ÉTAT D'IRRITABILITÉ,
— INSOMNIE,
— SPASMOPHILIE, TÉTANIE,
— TENDANCES DÉPRESSIVES.

l'appareil osseux

— DÉMINÉRALISATION DES DENTS (elles se carient non pas en surface mais de l'intérieur) ou elles s'effritent sans carie,
— DÉMINÉRALISATION DU SQUELETTE,
— OSTÉOPOROMALACIE,
— MALADIE OSSEUSE DE PAGET,
— HYPERLAXITÉ LIGAMENTAIRE,
— BLOCAGES VERTÉBRAUX À RÉPÉTITION.

la peau

— devient SÈCHE, parfois SUEUR CORROSIVE ACIDE,
— CREVASSES AUX DOIGTS ET AUX ORTEILS,
— FISSURES À LA BOUCHE ET À L'ANUS,
— ONGLES SE DÉDOUBLANT ET S'AMINCISSANT À L'EXTRÊME,
— CHEVEUX TERNES, SECS, CASSANTS.

en fonction de la suppression des produits laitiers

Naturellement, par le moindre ensoleillement et la diminution de l'exercice ainsi que les modifications physiologiques, la décalcification tend à s'installer chez le vieillard.

Dans certains crudivorismes, **la suppression du fromage, du beurre et du lait, déjà extrêmement dangereuse par elle-même, devient un véritable assassinat lorsqu'elle se combine à une consommation décuplée de fruits aqueux, ce qui est le cas habituel du crudivore.**

La transformation des acides citrique, tartrique, malique, etc., en glycogène hépatique et sa combustion en gaz carbonique et en eau deviennent plus difficiles dans le grand âge, surtout s'il y a fatigabilité et frilosité « constitutionnelle » ; l'organisme neutralise alors les acides non transformés en glycogène et non comburés en donnant ses bases calcique, magnésienne, potassique, etc.

CE QUI ABOUTIT À UNE DÉCALCIFICATION D'AUTANT PLUS RAPIDE QUE LES APPORTS ESSENTIELS EN CALCIUM ET EN VITAMINE D 3 SONT SUPPRIMÉS.

Dans l'observation des faits, les oléagineux sont inaptes à remplacer les produits laitiers, contrairement à une opinion parfois admise. N'oublions pas non plus *la réapparition de la lactase dans l'intestin de l'homme âgé indiquant clairement les voies de la nature et la nécessité de réintroduire le lait à partir de soixante, soixante-dix ans selon les individus.*

Le lait apporte certains éléments (?) absents dans le beurre et le fromage ainsi que le prouvent certaines décalcifications *traitées sans aucun succès par des apports importants de fromage et beurre, et s'améliorant rapidement dès l'introduction du lait entier.*

Les plus hautes réserves s'imposent vis-à-vis de tout crudivorisme combinant :

1. la consommation importante de fruits aqueux ;
2. la suppression des produits laitiers.

Nous avions un certain temps conseillé aux personnes voulant absolument être crudivores la méthode suivante :

Matin

Fruits secs.

Midi et soir

Crudités variées + céréales germées.
Végétarien : œufs *ou* fromage blanc.
Non végétarien : œufs *ou* fromage blanc *ou* viande crue *ou* poisson cru mariné au jus de citron.

17 h

Fruits aqueux.

Nous pensions que ce crudivorisme équilibré (voir *Plus jamais d'enfants malades,* Albin Michel) était compatible avec la santé.

L'expérience devant laquelle il faut toujours s'incliner nous prouva qu'il n'en était rien ; L'INSIPIDITÉ DES CÉRÉALES CRUES entraînait rapidement une consommation insuffisante et, de ce fait, *l'amaigrissement, la frilosité, la fatigabilité, la dévitalisation générale.*

D'autres encore ne pouvaient ingérer des œufs, des viandes et des poissons crus, enfin ceux qui le pouvaient *n'utilisaient que partiellement les amino-acides* nés de la digestion des aliments protéiques, du fait de *l'insuffisance d'apports amylacés,* une partie de ces amino-acides était utilisée à la *néoglucogénèse.*

Notre conclusion aujourd'hui est la suivante :

Tant par les habitudes ancestrales que par *la « rupture avec le social »*, que enfin par la *monopolisation* de l'énergie vitale sur la sphère végétative en général et digestive en particulier, les crudivorismes ne sauraient convenir parfaitement qu'aux individus ne subissant aucune contrainte sociale et vivant continuellement au repos, ou à l'homme mobilisant 0,1 % de son énergie vitale vers le cortex, c'est-à-dire l'indigène du Pacifique vivant de jeux, de danse, de musique, de cueillette, de pêche dans la calme symphonie d'un petit paradis.

Là, l'énergie vitale comme celle de l'animal peut être entièrement monopolisable vers le végétatif...

On nous répond parfois que les crudivorismes sous leurs diverses formes ont guéri des malades gravement atteints (cancer, sclérose en plaques, etc.).

Ceci est indéniable car pour l'individu sédentaire vivant de conserves, charcuteries, café au lait, alcools et tabac par exemple, le crudivorisme ou le « *quasiment tout-cuit macrobiotique* », représente UN PROGRÈS CONSIDÉRABLE, UN MIEUX PAR RAPPORT AU MODE ALIMENTAIRE ANTÉRIEUR, d'où amélioration ou guérison parfois.

Par contre, lorsqu'une de ces maladies, à la suite d'une extrême fatigue ou d'un stress terrible ou d'une alimentation naturelle mais carencée, atteint une personne, le crudivorisme ou autre système réducteur REPRÉSENTERA *UN MOINS BIEN* PAR RAPPORT AU MODE ALIMENTAIRE ANTÉRIEUR ; IL SERA SANS EFFET SUR LA MALADIE, sauf de produire avec le temps un **amaigrissement et des carences graves.**

(Voir en annexe, p. 333, photos n° 1.)

le végétalisme

Nous avons vu en vingt ans de pratique un tel nombre d'enfants HANDICAPÉS À VIE PAR LA THÉORIE DE L'ALIMENTATION VÉGÉTALIENNE (uniquement à base de végétaux avec exclusion totale des aliments protéiques d'origine animale : viandes, poissons et même œufs, fromages), qu'il nous tient particulièrement à cœur d'écrire ce chapitre.

Mais voyons quels sont les arguments avancés en faveur des protéines végétales.

Les protéines végétales seraient plus saines que les protéines animales.

1. Elles n'apporteraient pas de PURINES transformées dans l'organisme en acide urique.

2. Elles sont exemptes de CHOLESTÉROL, véritable poison pour l'organisme.

3. Les protéines animales, viandes et poissons surtout, apporteraient des poisons de putréfaction : CADAVÉRINE, PUTRESCINE, PTOMAÏNES, etc.

4. Les protéines animales, ou plus exactement les aliments protéiques d'origine animale, font courir à l'organisme le risque de SURCHARGE PROTÉIQUE.

5. Enfin, sachant que, contrairement aux protéines animales, les protéines végétales sont INCOMPLÈTES, les légumineuses (soja, lentilles, haricots) sont carencées en général en TRYPTOPHANE, CYSTINE, MÉTHIONINE et les oléagineux et céréales carencés en général en THRÉONINE, LYSINE, ISOLEUCINE ; il y aurait COMPLÉMENTARITÉ CÉRÉALES-LÉGUMINEUSES ; c'est-à-dire que l'association à un même repas de

céréales et de légumineuses permettrait de couvrir tous les besoins en acides aminés de l'organisme.

6. Toutes les vitamines se trouvent dans les végétaux.
7. Il existe des animaux STRICTEMENT VÉGÉTALIENS.
8. Anatomo-physiologiquement, l'homme est organisé pour se nourrir de végétaux.
9. Après un temps d'adaptation et de désintoxication, l'alimentation strictement végétale est vectrice de santé parfaite.
10. Dans les mêmes conditions climatiques, les peuplades vivant d'une alimentation à prédominance végétale se portent mieux que celles dont l'alimentation est carnée.
11. Avec l'industrialisation et l'augmentation de la consommation de viande, se superpose l'augmentation du cancer.

le mythe des purines

Dire que les protéines végétales n'apportent pas de purines est une affirmation totalement fausse. Les **légumineuses sont extrêmement chargées en purines** (transformées en acide urique dans l'organisme). Le **soja contient deux fois plus de purines que la viande de porc.**

Les **levures,** si utilisées en alimentation végétalienne, contiennent à poids sec égal **50 fois plus de purines que la viande.**

Quant aux **thé, café, maté, cacao** (souvent consommés à haute dose par le végétalien en état de malnutrition), leur **teneur en purines est considérable :**

Bertholet a calculé qu'un kilogramme de thé sec apporte autant de purines que six mille litres de lait de vache.

Les viandes (abats exceptés) apportent 80 à 160 mg de purines pour 100 g, ce qui est une quantité très faible, parfaitement transformée en acide urique et éliminée par l'organisme.

le mythe du cholestérol

Dire que le cholestérol est un poison est un non-sens doublé d'une absurdité scientifique ; le cholestérol sert de base à l'élaboration de nombreuses vitamines — D3 notamment —, de nombreuses hormones sexuelles en particulier ; il est indispensable aux échanges cellulaires, etc.

Les apports de cholestérol n'ont rien à voir avec la teneur en cholestérol de l'organisme.

En effet, *si votre alimentation est riche en lipides animaux et cholestérol, mais que le totum calorique journalier reste en deçà de vos besoins, les lipides et le cholestérol seront oxydés et il n'y aura pas accumulation.*

Par contre, même si votre alimentation est strictement végétale mais que la consommation en céréales, oléagineux, légumineuses **est supérieure à vos besoins caloriques journaliers,** *non seulement vous ferez de l'hémogliase par excès de glucides, mais encore vous fabriquerez en masse du cholestérol et des lipides de mauvaise qualité (témoin la teneur à 3 ou 4 g de cholestérol et les taux de lipides « catastrophiques » retrouvés fréquemment chez des PURS végétaliens).*

Vouloir une alimentation végétale pour éviter les perturbations sanguines de la série lipidique est une illusion absolue.

Ce qui compte, c'est **la norme calorique journalière individuelle.**

Quelle que soit l'alimentation, végétalienne ou non, si on dépasse la norme calorique journalière individuelle, c'est la porte ouverte aux maladies cardio-vasculaires.

D'ailleurs, la teneur en cholestérol du sang, pour présumer d'une éventuelle atteinte cardio-vasculaire, semble un indice peu fiable.

De l'ouvrage *Super-nutrition* de Richard Passwater publié chez Buchet/Chastel, nous extrayons les lignes suivantes :

« Les Indiens du Nord mangent surtout de la viande et des laitages, quantité de graisses animales, du beurre et du lait ; ils mangent dix fois plus de graisses au total que leurs voisins du Sud qui consomment essentiellement des graines poly-insaturées et pratiquement pas de cholestérol.

« Et dans la petite quantité de graisses consommées par les Indiens du Sud, 44 % sont poly-insaturées (rapport 0,8).

« Cette étude, on sera probablement déjà surpris de l'apprendre, a montré que les Indiens du Nord comme du Sud ont des taux de cholestérol normaux.

« *Mais n'est-il pas plus étonnant encore que les Indiens du Sud dont le régime est à basse teneur en cholestérol ont quinze fois plus de maladies cardiaques que les Indiens du Nord dont le régime est à haute teneur en cholestérol ?* »

Comme nous le constatons, les Indiens du Nord consomment dix fois plus de graisses (surtout animales), que les Indiens du Sud et ont quinze fois moins de maladies cardio-vasculaires.

Pourtant les Indiens du Sud et du Nord ont la même activité, boivent la même eau.

Mais il serait intéressant de comparer le TOTUM CALORIQUE JOURNALIER des Indiens du Nord et des Indiens du Sud.

le mythe des ptomaïnes et putrescines

Lors du stockage des végétaux (arachides, céréales, pommes, etc.) dans de mauvaises conditions, se développent des moisissures induisant des toxines d'une toxicité et d'un pouvoir cancérigène effrayants (aflatoxine, patuline, etc.).

Lors du stockage de la viande et du poisson dans des conditions d'hygiène et de température trop élevée, la putréfaction intervient rapidement avec naissance de poisons (putrescine, ptomaïnes, etc.), ce qui dans le passé, par ignorance, a causé des intoxications mortelles.

Mais, aujourd'hui, parler de l'intoxication par les ptomaïnes, les putrescines, alors que *dès la production à la consommation interviennent les « chaînes réfrigérantes »*, relève d'une absence des plus élémentaires connaissances.

Faut-il aussi faire remarquer que certaines protéines animales, tels les œufs, se conservent plusieurs jours (même sans réfrigération), sans subir la moindre putréfaction ; un œuf de dix jours mis à couver permet la naissance d'un petit poussin.

le mythe de la surcharge protéique

Dans notre pratique, nous avons eu le cas d'un paysan sarthois qui, vers *5 heures le matin,* consommait avant d'aller à la traite un bol de lait + pain + saucisson.

Vers *8 heures,* il faisait un petit déjeuner « normal » : café au lait + pain et rillettes.

Dans la *matinée,* il grignotait un peu de viande fumée et un doigt de « rouge » pour se donner du courage.

Son *déjeuner* était composé de pâté + rillettes + légume + viande + fromage + tarte aux fruits *ou* crème aux œufs et au lait + un « petit litron de rouge » + café.

Quant au *goûter « léger »*, il se composait d'un bol de lait caillé + un peu de viande fumée + du pain + 2 verres de « rouge ».

Le *soir,* disait-il, « il faut dormir l'estomac vide : juste une soupe de légumes avec un verre de “ rouge ” dans le potage “ pour donner du goût ”... »

Est-il nécessaire de préciser que notre homme était atteint d’urémie, uricémie, hypertension ?

Mais se baser sur de tels exemples pour laisser entendre que les protéines animales sont dangereuses relève de la plus haute fantaisie.

Oser déclarer, comme certains naturopathes ou naturothérapeutes, que 100 g de viande *ou* poisson *ou* fromage *ou* œufs aux repas de midi et du soir, pour un adulte ou même un enfant, constituent une surcharge, est une erreur manifeste.

En effet, **l’organisme a besoin d’une protéine d’origine animale (œufs *ou* fromage *ou* viande *ou* poisson) midi et soir si l’on veut obtenir tonus et santé.**

Pour un individu normal, dans ce cas, pas la moindre surcharge protéique possible.

le mythe de la complémentarité céréales-légumineuses

Les céréales contiennent 7 à 14 % de protéines, les oléagineux 15 à 20 %, les légumineuses 20 à 40 %.

Malgré cela, aucune protéine végétale n’est complète ; les céréales et oléagineux sont carencés en THRÉONINE, LYSINE, ISOLEUCINE, les légumineuses sont carencées en TRYPTOPHANE, MÉTHIONINE, CYSTINE.

Pour obtenir la totalité des acides aminés DANS SON ASSIETTE, les analyses ont prouvé qu’il faut associer légumineuses et céréales.

Dans ces conditions, tous les acides aminés seraient présents.

C'est sur cette considération que se basent les adeptes d'une alimentation végétalienne ou macrobiotico-végétalienne pour justifier leur alimentation.

Malheureusement, en l'occurrence, LA VÉRITÉ ANALYTIQUE N'A RIEN À VOIR AVEC LES NÉCESSITÉS PHYSIOLOGIQUES.

En effet, les acides aminés d'origine végétale sont enfermés dans un coffret de fibres (lignines, cellulose, hémicelluloses, etc.) et le tube humain n'a ni les sécrétions, ni les diastases, ni la flore nécessaires à l'extraction correcte et suffisante des acides aminés végétaux, d'où les effroyables carences que l'on connaît malgré la présence de la totalité des acides aminés.

Ainsi que je le faisais remarquer il y a déjà plus de quinze ans (voir « Cours d'alimentation individualisée »), le trésor est là (acides aminés), mais enfermé dans un coffre-fort (contexte fibreux) et nous n'avons pas la clef (sécrétions, diastases, flore correcte) pour ouvrir le coffre-fort.

Cela est d'autant plus grave que **l'humain nourri uniquement de végétaux voit rapidement son potentiel digestif s'affaiblir par excès de glucides.**

Il suffit de constater *l'haleine des véritables végétaliens et des macrobioticiens-végétaliens qui exhalent en permanence des relents alcooliques* (odeur de whisky due aux fermentations amylacées dans le tube digestif), plus importants que les « fêtards » occasionnels de réveillon...

Quant au bébé nourri aux protéines végétales, et en particulier le bébé nourri au « lait » de soja, il suffit de sentir (on croit entrer dans un poulailler) *ses selles pestilentielles et de voir son abdomen hyperdilaté sur un tronc squelettique, pour savoir à quel effort surhumain est soumis son pauvre appareil digestif.*

Ce sont, en effet, les aliments protéiques animaux qui activent la sécrétion en acide chlorhydrique de l'estomac.

Dès l'instant où il y a manque de ces aliments, l'hypochlorhydrie s'installe.

Or c'est l'acide chlorhydrique qui déclenche au niveau duodénal la sécrétion de trois hormones, à savoir :

— la cholécystokinine commandant la vidange de la vésicule ;
— la pancréozymine commandant la sécrétion enzymatique du pancréas ;
— la sécrétine commandant la sécrétion aqueuse et bicarbonatée du pancréas.

L'hypochlorhydrie par carence en aliments protéiques animaux est donc un facteur essentiel de maldigestion du bol alimentaire végétal, donc un facteur aggravant encore la carence protéique. *Voir aussi la loi du minimum pages 47 et 48.*

le mythe de la totalité des vitamines dans les végétaux

L'alimentation végétalienne ne contient pas (ou très peu) de complexe vitaminique B 12.

Certes, elle apporte les éléments (cobalt, cuivre) nécessaires à la synthèse hépatique, mais tous les foies sont-ils capables de cette synthèse ?

Ne faut-il pas voir là, avec la carence protéique, l'explication de l'anémie larvée, de la débilité des enfants strictement végétaliens ?

L'élément vitaminique D 3 (C 27-H 44-0) est le seul élément D dont l'organisme a besoin.

Il est contenu dans les œufs, les fromages, les fruits de mer, mais **n'existe pas dans les végétaux.**

L'enfant végétalien ne trouve dans son alimentation que des complexes vitaminiques contenant l'élément D 2 ou ergostérol irradié (C 22-H 44-0), peu ou pas utilisé par l'organisme humain.

C'est, avec la carence protéique, l'origine des retards staturaux, de la déminéralisation, du rachitisme de l'enfant strictement végétalien.

le mythe des animaux strictement végétaliens

Observons les animaux :

Le granivore, c'est-à-dire l'oiseau, mange des graines, un peu de fruits, des insectes vivants. Les insectes vivants sont l'alimentation exclusive de l'oisillon.

Le carnivore, bien sûr, se nourrit de chair et de végétaux trouvés dans les viscères de sa proie.

L'herbivore, mange de l'herbe ainsi que les insectes et œufs d'insectes contenus dans l'herbe.

Or ces insectes et œufs lui sont indispensables.

Si l'on alimente une jument gravide avec du foin dépoussiéré, privé des insectes et œufs d'insectes, elle met au monde un poulain présentant de l'ostéomalacie et de l'atrophie des parathyroïdes.

Le frugivore (orangs-outangs, gorilles, grands singes en liberté dans la nature), se nourrit à 70-80 % de fruits, oléagineux, racines, bourgeons, pousses vertes, manioc, céréales à l'état laiteux et 20-30 % d'œufs d'oiseaux, d'insectes vivants, de fruits de mer, d'oisillons au nid, de petits mammifères attrapés à la course.

Les orangs-outangs, les gorilles, grands singes en liberté sont, dans l'observation des faits, comme l'ours, le sanglier, la plupart des oiseaux, de véritables omnivores.

A la saison des pluies, le grand singe casse des tiges de bambou, les humecte de salive, les plonge dans les termitières. Les termites se collent à la salive, ils retirent le bambou et mangent avec délice ces termites.

Au bord des côtes chaudes, le grand singe attend la marée basse pour ramasser les fruits de mer dont il se délecte. Or l'homme aurait la même anatomo-physiologie digestive que le grand singe.

Il doit donc manger un peu de protéines animales, sinon il perd sa vitalité.

De plus, ayant quitté son climat originel, travaillant à des rythmes antibiologiques, l'homme doit garder impérativement des protéines d'origine animale dans son alimentation.

Ainsi, un animal herbivore, malgré sa physiologie digestive et sa flore spéciale, ne peut se passer d'aliments protéiques d'origine animale, témoin la gestation dramatique de la jument gravide privée d'insectes et œufs d'insectes.

le mythe de l'homme végétalien ainsi que le prouverait l'anatomo-physiologie comparée

La vache a quatre estomacs dont la panse dans laquelle l'herbe absorbée reste plusieurs heures et où siège *un véritable élevage de bactéries et levures.*

Dans cette poche, l'herbe est elle-même en majeure partie transformée en bactéries et levures.

C'est le résultat de cette transformation (bactéries et levures), et non plus seulement de l'herbe qui revient dans la bouche de la vache lors de la rumination.

Le lapin place son élevage de bactéries dans le cæcum ; là, les déchets de la digestion sont partiellement transformés en bactéries.

Ce qui est inutilisé est rejeté dans le colon et éliminé dans la journée sous forme de *crottes dures que le lapin délaisse.*

La nuit, par contre, il élimine des *crottes molles (paquets de bactéries formés dans le cæcum) qu'il réabsorbe ensuite.* Si on élève un lapin soumis à l'alimentation naturelle sur un treillis par lequel tombent les crottes molles, *le lapin crève, faute de se nourrir de ses crottes.*

Osera-t-on prétendre que l'homme vis-à-vis des protéines possède la même physiologie que l'herbivore ?

le mythe de la santé parfaite après les temps d'adaptation et désintoxication

Cette assertion est fausse ; les seuls individus qui, soumis à l'alimentation végétale, gardent la santé, sont ceux qui mentent effrontément (la plupart cachent ce qu'ils mangent : des œufs et du fromage à l'insu des autres membres de la famille).

Par contre, chez le véritable végétalien, chez le végétalien sincère, s'installent avec l'amaigrissement, la dénutrition, l'anémie, et avec le temps, une sorte de bien-être extraordinaire où l'individu *semble « flotter dans l'air », où il semble devenir insensible aux « contingences de ce monde »*.

A ce stade, l'individu devient totalement imperméable aux mises en garde ; *un sourire angélique nuancé d'une certaine commisération accueille tous les avertissements :*

C'EST L'IVRESSE DE DÉNUTRITION ainsi que je l'ai nommée.

Elle est causée par la **carence protéique au niveau cérébral.**

Toutefois,

qu'il y ait des enfants ayant une croissance satisfaisante en étant nourris uniquement de « laits végétaux », c'est absolument sûr.

Qu'il y ait des adultes en pleine santé avec une alimentation végétale très diversifiée, c'est certain.

Mais cela représente une très faible minorité ; SEUL 1 % APPROXIMATIVEMENT DES INDIVIDUS PEUT EXTRAIRE DES VÉGÉTAUX SUFFISAMMENT D'ACIDES AMINÉS POUR BÂTIR SES TISSUS. 99 % des autres individus, après un laps de temps de quelques semaines à quelques années, subissent dans leur organisme des dégâts irréparables. Nous ne comptons plus ces enfants chétifs, amaigris à l'extrême, décalcifiés, anémiques, le ventre énorme, le thorax et les membres squelettiques, véritable vision apocalyptique dans un monde d'abondance.

Beaucoup de ces enfants meurent chaque jour dans le silence des dogmes et des « dieux-diététiciens », qu'il ne faut pas offenser.

En ai-je vu en vingt ans de pratique, de ces pauvres nourrissons, le corps décharné par l'autolyse protéique, sacrifices sans risques (car la justice française et étrangère ne connaît pas encore ce crime), sur l'autel monstrueux du végétalisme ou de la macrobiotique totalement végétalienne.

En ai-je vu de ces adolescents pâles comme des morts, aux membres fragiles comme du verre, incapables d'efforts physiques et intellectuels, de pauvres gosses de 17 ans pesant 35 kg.

En ai-je assez vu de ces adultes à 9 de pression artérielle maxi, à 2 800 000 globules rouges, ayant juste assez de muscles pour tenir leurs 35-45 kg et à peine assez d'énergie pour s'exprimer dans un souffle...

J'ai encore le souvenir de cette pauvre jeune fille ayant subi le crudivorisme, l'alimentation sheltonienne, la macrobiotique, le végétalisme, et qui traîna son 1,60 m et ses 20 kg jusqu'à mon cabinet...

J'ai encore souvenir de cette petite danseuse de 17 ans morte sur scène, sacrifiée sur l'autel du fruitarisme.

J'ai encore à l'esprit ce bébé de Saint-Jean-de-Braye si décharné que je me demande encore comment la vie pouvait s'y abriter.

Je sens encore son haleine pestilentielle due aux fermentations par excès d'amylacés et d'oléagineux.

Quand je pense qu'il me fallut plusieurs mois pour persuader les parents de donner des œufs et du fromage et que c'est seulement au « bord de la tombe » que les parents se décidèrent !

L'alimentation strictement végétalienne conduit :

en théorie, selon la mystique des chefs d'école ou selon des considérations pseudo-scientifiques aberrantes, à la SANTÉ et à la SPIRITUALITÉ. **Mais, en réalité, elle conduit le bébé :**

— parfois à la DÉBILITÉ MENTALE par carence en certains amino-acides indispensables au développement cérébral ;
— souvent à l'ARRÊT DE CROISSANCE de longue durée (carence protéique et phospho-calcique D 3) ;
— quelquefois à la MORT (surtout s'il y a carence quasi totale de protéines non seulement animales mais végétales) ;
— 9 fois sur 10 à des séquelles à vie.

L'enfant

— très souvent à l'ARRÊT DE CROISSANCE d'une durée de plusieurs mois à plusieurs années;
— très fréquemment à l'ANÉMIE GRAVE;
— toujours à l'HYPOTONIE MUSCULAIRE;
— très fréquemment à la DÉCALCIFICATION DES DENTS ET DU SQUELETTE;
— toujours à l'AMAIGRISSEMENT IMPORTANT;
— très souvent à l'ASTHÉNIE EXTRÊME;
— fréquemment au REFOULEMENT PSYCHOLOGIQUE.

L'adulte

— très fréquemment à ŒDÈMES DES JAMBES FONTE MUSCULAIRE IMPUISSANCE FRIGIDITÉ AMÉNORRHÉE	par carence protéique
— DÉMINÉRALISATION DÉCALCIFICATION	par carence phospho-calcique D 3.
IRRITABILITÉ ASTHÉNIE PRONONCÉE	par l'ensemble des carences.
ANÉMIE	par carence protéique et B 12
DERMATOSES CATARRHES TUMEURS	en rapport avec les excès amylacés.
SECTARISME	Il croit détenir la vérité et considère l'opinion d'autrui avec un certain mépris.

Qu'il est triste de penser que des idéalistes utilisant de façon partiale des connaissances physiologiques et dépourvus de tout sens critique d'observation puissent, par leur talent d'orateur et leur personnalité, exercer une séduction morbide sur des foules à la recherche d'un mieux-être, de plus, sous couvert de leur doctrine, conduire des dizaines de milliers de personnes vers la déchéance physiologique consentie dans l'aliénation quasi mystique.

Voir les illustrations, photographies dans le livre *Folie et sagesse des médecines naturelles* de R. Masson.

le mythe, à conditions géobiologiques égales, de la supériorité d'une alimentation végétale

La tribu des Massaï (Kenya) est composée de sujets grands, forts, se nourrissant *de lait, de sang cru défibrinisé et de viande. Leur dentition est splendide, leurs facultés intellectuelles sont développées; ce sont d'excellents médecins et vétérinaires vivant essentiellement de l'élevage et de la chasse.*

Les Kikuyu qui sont leurs voisins, sont plutôt *des agriculteurs, vivant principalement de patates, céréales, millet, haricots et bananes.*

Ils sont *beaucoup moins beaux physiquement que les Massaï et, quoique peu atteints, ils sont moins exempts de caries dentaires que ceux-ci.*

(Voir A. Misserand, *A la recherche de l'homme,* Librairie Istra.)

Signalons encore que, selon certains auteurs, les Massaï sont capables de performances olympiques sans entraînement...

le mythe de la progression du cancer superposable à celle de l'alimentation carnée

Si c'était l'augmentation de la consommation de viande qui était responsable de la progression du cancer, comment expliquer que *les Esquimaux, qui se nourrissaient uniquement de viande et de graisses avant d'être touchés par la civilisation, ignoraient totalement le cancer ?*

Comment expliquer également que la tribu des *Massaï et autres peuplades à alimentation très carnée, mais isolées de la civilisation, ignorent le cancer ?*

Si la viande était la cause fondamentale du cancer, comment expliquer *la fréquence du cancer chez les végétaliens ?*

Il s'agit en fait de l'interprétation éhontée d'une statistique ; ce qu'il faut oser dire, c'est que partout dans les régions industrialisées, *si la consommation de viande est multipliée par trois, celle des céréales raffinées l'est aussi, celle du saccharose industriel est multipliée par cent, celle de l'alcool par dix, celle du tabac par mille, celle des additifs de synthèse (colorants, arômes, poudres à lever, etc.), des pesticides, fongicides, herbicides, parasiticides, par un million.*

Sans oublier les carences en fibres alimentaires, la suralimentation globale, la sédentarité, les stress, etc.

Mais savez-vous, amis lecteurs, que la conduite d'une 2 CV fait pousser la barbe ???...

En effet, on a constaté que 70 % des conducteurs de 2 CV étaient barbus...

Ah ! que c'est beau l'interprétation d'une statistique...

(Voir en annexe, p. 336-337, les photos n° 2).

Citons, pour en terminer avec le végétalisme, un rapport sur l'alimentation et la réponse immunitaire :

« Pour déterminer la relation entre les quantités et qualité des protéines absorbées et la réponse aux vaccinations systématiques reçues au cours de la première année, les réponses d'anticorps aux vaccins contre la polio, diphtérie, rougeole ou tétanos furent comparées chez 62 enfants nourris soit au sein, soit par une des 4 méthodes d'alimentation artificielle pendant les 5 premiers mois de la vie.

Les types d'alimentation artificielle varient en qualité et en quantité de protéines : lait de vache riche ou faible en protéines, une formule adaptée, et une formule à base de farine de soya.

Après l'âge de 5 mois tous les enfants furent mis au même régime.

Le modèle général de réponses d'anticorps déterminées par les niveaux d'anticorps, quand les enfants eurent 5 et 8 mois, montra que ceux qui avaient été nourris au sein ou au lait de vache riche en protéines avaient des réponses d'anticorps adéquates et continues ; ceux nourris avec la formule adaptée avaient une réponse élevée mais temporaire ; et ceux nourris au lait de vache faible en protéines ou avec la formule à base de soya avaient une faible réponse (32 références). » (*International Pharmaceutical Abstracts,* Washington D.C., 15 avril 1984.)

l'alimentation dissociée

Le système dont nous parlerons ici n'est pas le type d'alimentation diète dissocié-amaigrissant, ni l'alimentation utilisée pendant un temps bref par certains sportifs ; il s'agit de **l'alimentation dissociée sheltonienne.**

De temps immémoriaux, les hommes ont observé que l'ingestion d'un seul aliment, même relativement indigeste, devient de digestion aisée lorsque cet aliment est pris seul. C'est ainsi qu'Hippocrate, surnommé le père de la médecine, disait : « Nous mélangeons des aliments qui se font la guerre dans les corps. »

Plus tard, nous sûmes que certains sages tibétains insistaient sur les mêmes préceptes.

Enfin, Shelton, qui reprit les travaux du Dr Hay, a diffusé la *méthode des dissociations.*

En quoi consiste cette méthode dans la pratique ?

Elle consiste à faire trois repas par jour :

— un repas de fruits ;

— un repas protéique (c'est-à-dire viande ou œufs ou fromage ou oléagineux) accompagné de légumes crus et cuits ;

— un repas de glucides (c'est-à-dire pain ou pommes de terre ou céréales) accompagnés de légumes crus et cuits.

Cette méthode alimentaire, en allégeant la digestion, **réduit l'intensité des fermentescences et putrescences, ainsi que la production de toxines intestinales.**

La production de toxines s'équilibrant avec les possibilités détoxicantes du foie, il en résulte une **diminution considérable de la toxi-lymphémie.**

Les catarrhes, les dermatoses, certaines formes d'arthrose, etc., sont ainsi améliorées ou guéries.

Mais, malheureusement, ce n'est pas aussi simple, et le fait de séparer les aliments les uns des autres entraîne des perturbations considérables.

Nous avions observé depuis fort longtemps un **affaiblissement et l'amaigrissement extrême** (mon dernier cas observé : 1,70 m, 28 kg) *des personnes suivant véritablement l'alimentation sheltonienne* et bientôt se fit jour dans notre esprit cette constatation dont j'ai souvent parlé dans mes précédents ouvrages :

TOUT SÉPARATISME ALIMENTAIRE SIMPLIFIE LA DIGESTION ET, DE CE FAIT, DIMINUE FERMENTESCENCE ET PUTRESCENCE INTESTINALES, MAIS CERTAINS SÉPARATISMES ENTRAÎNENT PERTE DE POIDS, DE VITALITÉ ET D'ÉNERGIE PAR NON-ASSIMILATION.

Mais c'est beaucoup plus tard que je devais comprendre le pourquoi de cette observation empirique [1]. Deux hormones sont sécrétées pendant la digestion : le GLUCAGON et l'INSULINE et nous verrons le rôle de ces hormones dans le métabolisme.

Lorsque vous mangez des œufs, du fromage, de la viande ou du poisson sans les accompagner de pain ou pâtes ou riz ou pommes de terre, il se produit une SÉCRÉTION MAJEURE DE GLUCAGON et une SÉCRÉTION MINEURE D'INSULINE et, dans ce cas, le glucagon agit au niveau du foie en **transformant pour une part assez importante les amino-acides nés de la digestion des aliments protéiques en glucose ;** c'est l'activation de la néoglucogenèse. Cela signifie que, malgré un apport suffisant en œufs, fromage, viande, poisson, une *fonte musculaire,* l'*anémie* et l'*affaiblissement se produiront souvent.*

Si les aliments protéiques (viande, œufs, poisson, fromage) sont absorbés avec des aliments glucidiques (pain, pâtes, riz, pommes de terre), il y aura une sécrétion MAJEURE D'INSULINE et UNE SÉCRÉTION MINEURE DE GLUCAGON.

Or l'insuline est, comme chacun sait, l'hormone du métabolisme des glucides mais aussi l'*hormone de l'anabolisme protidi-*

1. C. Tchobroutsky, B. Guy-Grand, *Nutrition, métabolisme et diététique,* Paris, Flammarion (Médecine).

que. C'est elle qui permet la pénétration membranaire des amino-acides nés de la digestion des aliments protéiques et comme *l'insuline entraîne un blocage de la néo-glucogenèse hépatique à partir des amino-acides, ces derniers sont parfaitement utilisés à l'anabolisme cellulaire, tant par le blocage de la néoglucogenèse que par la « facilitation » à la pénétration membranaire.* Sauf cas exceptionnel, il faut donc éviter de séparer aliments glucidiques et aliments protéiques, sinon, ainsi que le prouve l'observation de ceux qui suivent vraiment l'alimentation sheltonienne, l'**affaiblissement,** l'**amaigrissement extrême,** l'**anémie,** la **déminéralisation** seront presque toujours au rendez-vous.

(Voir en annexe, p. 336, les photos n° 3.)

l'alimentation macrobiotique

C'est une alimentation basée sur les céréales : 50 %, les légumes : 30 %, les légumineuses : 10 % et approximativement algues : 5 %, fruits : 5 % avec une à deux fois par semaine du poisson.

C'est en fait un VÉGÉTALISME QUI N'OSE PAS DIRE SON NOM.

Pour nous, cette alimentation est dangereuse par :

ses carences protéiques

Les promoteurs de cette alimentation, sachant que *les céréales sont carencées en THRÉONINE, LYSINE, IOSOLEUCINE en général, et que les légumineuses sont carencées en TRYPTOPHANE, MÉTHIONINE et CYSTINE en général,* se sont dit : ce ne sont pas les mêmes amino-acides qui manquent aux céréales et aux légumineuses ; si l'on associe au même repas céréales et légumineuses, nous aurons une *complémentarité céréales-légumineuses apportant tous les amino-acides et nous ne risquerons pas de carences.*

Effectivement, tous les amino-acides sont présents lors d'un repas comprenant céréales + légumineuses, mais la possibilité pour un tel repas d'assurer *une nutrition protéique suffisante n'est qu'une théorie séduisante et rien d'autre.*

Pourquoi ?

Même si tous les amino-acides sont présents, certains peuvent l'être en **quantité insuffisante.** Or, si un seul amino-acide, *la lysine* par exemple, n'est apporté qu'à 40 % des besoins organiques, non seulement l'organisme va souffrir de *carence en lysine, mais aussi de tous les autres amino-acides car l'organisme n'UTILISE LES AMINO-ACIDES QU'EN FONCTION DE CELUI PRÉSENT AU*

MINIMUM ; les besoins protéiques de l'organisme ne seront donc assurés que pour 40 % seulement et ceci même s'il y a suffisance de tous les acides aminés À PART UN SEUL.

Non seulement à un même repas *tous les amino-acides doivent être présents mais aussi pour chacun d'eux* **en quantité suffisante.**

Mais même si tous les amino-acides sont présents en quantité à un même repas céréales-légumineuses, la nutrition protéique correcte de l'organisme s'effectuera très difficilement car il y a un PROBLÈME de BIO-DISPONIBILITÉ DES AMINO-ACIDES ; les amino-acides d'origine végétale sont enfermés dans un CONTEXTE FIBREUX : cellulose, hémi-cellulose, lignine, cutine, etc. et leur EXTRACTIBILITÉ EST TRÈS DIFFICILE POUR LE TUBE DIGESTIF HUMAIN.

Même si tous les amino-acides sont présents à un repas céréales-légumineuses et en quantité apparemment suffisante, ils seront, du fait de leur bio-disponibilité faible, incapables d'assurer un apport protéique suffisant. Et *ceci d'autant plus que* soumis à une alimentation à base de céréales + légumineuses, **s'installe très rapidement une ATONIE FONCTIONNELLE DE L'ESTOMAC, DE L'INTESTIN ET DU FOIE.**

Ces considérations sur :

1. la loi du minimum,
2. la faible bio-disponibilité des amino-acides végétaux,
3. l'atonie fonctionnelle de l'appareil digestif soumis à l'alimentation macrobiotique,

expliquent parfaitement **l'amaigrissement, l'affaiblissement, l'anémie par malnutrition des vrais adeptes de ce système alimentaire.**

Nous disons VRAIS adeptes car, dans la plupart des cas, (neuf individus sur dix), les « écarts alimentaires » sont **nombreux et inavoués,** ce qui sauve l'individu se disant véritablement macrobiote...

surcharge en glucides

L'alimentation macrobiotique est aussi nuisible par sa surcharge en glucides, basée sur les céréales et légumineuses ; elle produit rapidement un AFFAIBLISSEMENT DE LA DIGESTION avec *flatulences, fermentations acides et alcooliques,* témoin l'odeur de whisky (due à la fermentation *in-vivo* des céréales), exhalée par de nombreux macrobiotes s'abstenant de toute boisson alcoolisée.

Une autre conséquence de cette surcharge glucidique et des fermentations excessives est la *fréquence des dermatoses, psoriasis, eczémas ainsi que des catarrhes muqueux,* des adeptes de l'alimentation macrobiotique.

son insuffisance phospho-calcique-vit. D3

Une autre nuisance de ce système alimentaire est l'insuffisance phospho-calcique-vit. D3. La réduction drastique des œufs et fromages cause avec une extrême fréquence aux pratiquants de cette méthode alimentaire **la déminéralisation générale et spécialement la déminéralisation du rachis** (je pousse ce cri d'alarme depuis 1965).

Enfin, terminons avec la dernière nuisance de ce système :

la carence en fruits

Si la réduction des fruits (surtout en climat froid) est bénéfique aux maigres, frileux, fatigables, en un mot aux sous-vitaux métabolisant mal les acides des fruits, par contre la réduction, même légère, est catastrophique pour l'obèse, le congestif, l'hypertendu, l'hémogliasique car, dans ces cas, les acides citrique, malique, tartrique, sorbique, etc., sont des fluidifiants sanguins précieux. De plus, leurs complexes vitaminiques P et C sont les protecteurs naturels des vaisseaux. Cette quasi-suppression des fruits est d'autant plus nuisible que **l'alimentation est riche en céréales qui, même complètes, sont les viscosants n° 1 de nos humeurs.**

(Voir en annexe, p. 337, les photos n° 4.)

N.B. Nous assistons actuellement à la « naissance » d'une alimentation macrobiotique tolérant une quantité raisonnable d'aliments protéiques d'origine animale et de crudités-légumes.

Cette macrobiotique insistant comme par le passé sur le « BIO » et LA FRUGALITÉ et visant également L'ÉQUILIBRE ALIMENTAIRE, a bien sûr toute notre faveur.

l'alimentation cartonienne

Voici quelques menus extraits du *Témoin* n° 323 et n° 324.

Le Témoin n° 323

MENUS A INDIVIDUALISER
(octobre-novembre)

Midi
Crudités : blé, carotte, scarole
Blé cuit, 1 pomme de terre en robe
Soufflé de châtaignes
Pommes de terre à l'Anglaise
Tomme
Banane, noisettes.

Soir
Potage de pommes de terre, courgettes
Chicorée aux croûtons
Mâche, tomme
Clafouti aux poires
Figues fraîches.

Midi
Crudités : blé, mâche, scarole
Blé cuit, 1 pomme de terre en robe

Purée de pommes de terre
Trompettes de la mort sauce blanche
Camembert
Banane, brioche.

Soir
Potage aux carottes
Choux et pommes de terre à l'Anglaise
Salade mâche
Camembert
Merveille, kaki

Le Témoin n° 324

MENUS A INDIVIDUALISER
(décembre-janvier)

Midi
Crudités : blé, mâche
Blé cuit, 1 pomme de terre en robe
Pommes de terre en purée
Tomme
Pets-de-nonne cuits au four
Banane écrasée, dattes.

Soir
Potage à la laitue
Choux de Bruxelles aux marrons
Salade chicorée frisée
Camembert
Poire, madeleine.

Midi
Crudités : blé, mâche, pissenlit
Blé cuit, 1 pomme de terre en robe
Croquettes de pommes de terre

Saint-Nectaire
Marrons grillés
Banane écrasée, chocolat.

Soir
Potage poireau, pommes de terre
Carottes, pommes de terre à l'Anglaise
Salade de mâche
Saint-Nectaire
Tôt-fait, pomme râpée.

Certaines personnes insuffisamment informées ayant cru voir des similitudes entre mes concepts alimentaires et l'alimentation préconisée par P. Carton, nous tenons à dissiper tout malentendu et à donner les précisions suivantes :

1. Mes menus sont composés d'une crudité + un aliment féculent *ou* farineux + un aliment protéique (viande *ou* poisson *ou* œufs + fromage *ou* dessert) ; au total QUATRE ALIMENTS, jamais huit à dix aliments comme Carton.
2. Afin d'éviter l'indigestion larvée et ses conséquences, je ne conseille jamais de fruits frais aux repas de midi et du soir contrairement à Carton ; les fruits frais sont pris vers 17 h.
3. Toujours afin d'éviter flatulence, indigestion, je ne conseille jamais de fruits secs aux repas de midi ou du soir ; ils sont pris en place du petit déjeuner si on en désire.
4. Il n'y a jamais de bananes ou châtaignes aux repas composites de midi et du soir (car, dans ces cas, il y a flatulence assurée) ; elles sont prises seules en place du petit déjeuner si l'on en désire.
5. On n'assiste jamais dans mes menus à la présence à un même repas de bananes + pommes de terre + blé cuit et cru + brioche + sauce blanche ; c'est-à-dire à cinq plats amylacés.
6. Les potages sont en général déconseillés dans mes livres.
7. Dans mes menus, la quantité d'aliments protéiques d'origine animale est nettement plus importante ; il peut y avoir

viande *ou* œufs *ou* poisson + fromage *ou* dessert préparé au lait.

8. Le pain d'épice excessivement indigeste est rejeté de mes menus.
9. Nature ou en préparation, le miel est évité en général, car sa consistance sirupeuse et son acide formique en font un inhibiteur de digestion extrêmement puissant, générateur de troubles digestifs, catarrhes et dermatoses, etc.
10. Il n'y a jamais conseil de faire cuire plusieurs fois les aliments à grande eau pour diminuer leur teneur en minéraux car actuellement les aliments sont moins minéralisés et du fait du surmenage nerveux et psychique avec retentissement endocrinien, il y a souvent fuite minérale excessive chez la plupart des individus.

Faut-il continuer ?

le végétarisme

L'homme qui, pour se nourrir, évite de faire couler le sang des animaux, favorise toutes conditions égales son développement spirituel.

Cependant, si l'on veut bien voir la réalité, beaucoup de végétariens sont amaigris, anémiés, déminéralisés, hypotendus et chroniquement fatigués.

Pourquoi cet état de choses ?

Parce que si l'alimentation végétarienne est sans doute la meilleure qui soit, **l'équilibre de l'alimentation végétarienne** en fonction des particularités biologiques différentes d'un individu à l'autre demande **un immense doigté pour être réalisé.**

Voici, schématisées, les erreurs rencontrées dans l'alimentation végétarienne :

1. l'excès de fruits

Responsable (par non-combustion des acides) de frilosité, hypotension, fatigabilité, déminéralisation, sensibilité aux maladies dites à frigore, etc.

2. l'excès de céréales

Produisant fermentations, dermatoses, catarrhes, hémogliase.

3. l'excès de mélanges alimentaires

Incorporer du miel, des fruits et jus de fruits aux plats produit un ralentissement de la digestion, base de l'augmentation des fermento-putrescences à la faveur de laquelle s'exalte la virulence de certaines bactéries et virus au pouvoir pathogène latent ; c'est l'origine des INFECTIONS, des catarrhes et dermatoses par surproduction de toxines.

4. l'excès de crudités

Dans certains cas, l'alimentation est presque crudivore ; les œufs, les fromages, les céréales sont pris avec parcimonie.

Dans ce cas, la faim devient impérieuse ; l'individu absorbe des quantités énormes de fruits et légumes, ce qui produit la dilatation du tube digestif, d'intenses fermentations cellulosiques, des compressions mécaniques.

5. l'excès de corps gras

L'abus d'oléagineux même biologiques, l'abus d'huile même de première pression entraînent les fermentations digestives et l'épuisement hépatique.

6. le tabac

Certains végétariens fument. Or le tabac est encore plus toxique si l'alimentation est réduite en protéines, ce qui est fréquemment le cas du végétarien.

7. la carence protéique

Contrairement à ce que peuvent affirmer certains diététiciens, les protéines végétales n'ont pas la valeur de l'œuf et du fromage. La preuve : **à peine un sur dix des bébés élevés aux « laits » de soja, de céréales, d'oléagineux ont une croissance normale ;** la plupart du temps on obtient un « petit monstre » au ventre gigantesque et aux membres squelettiques. Or beaucoup de végétariens réduisent trop les œufs et les fromages.

Selon les individus, il faut une ration extrêmement différente :

Midi
De 1/2 à 2 œufs.

Soir
De 20 à 150 g de fromage.

C'est parce qu'ils réduisent trop œufs et fromage, que beaucoup de végétariens sont atteints de fonte musculaire, anémie, fatigue générale, impuissance et vieillissement prématurés.

8. la séparation protéine (œufs, fromages) *amidon* (céréales, tubercules)

Plus on sépare ces deux dernières catégories alimentaires, plus la digestion devient aisée, mais plus les amino-acides nés de la digestion des aliments protéiques sont utilisés à la néoglucogenèse, d'où anémie, fonte musculaire, fatigue et vieillissement prématuré malgré un apport protéique pouvant être suffisant.

9. l'utilisation du soja

Le soja présente à l'Occidental de nombreux inconvénients :

— il contient un facteur anti-thyroïdien moins nuisible pour l'Extrême-Oriental dont l'alimentation est beaucoup plus riche en iode ;
— il contient un facteur anti-trypsinogène bloquant l'action du pancréas exocrine ;
— il est très riche en purines ; deux fois plus que la viande de porc ;
— il est très riche en acide phytique chélatant dans le tube digestif humain, oligo-éléments, magnésium, etc. ; il est ainsi responsable de carences ;
— légumineuse, le soja est carencé en : TRYPTOPHANE, MÉTHIONINE, CYSTINE, trois amino-acides importants ; il ne saurait, en aucun cas, remplacer l'œuf et le fromage.

10. l'utilisation abusive d'ail

Inutile de rappeler les magnifiques qualités gustatives, anti-microbiennes et anti-scléreuses de ce condiment.

Toutefois l'abus (plusieurs gousses par jour) peuvent produire des irritations stomacales et de l'hypotension, ces baisses de tension n'étant souhaitables que chez l'hypertendu.

L'ail en effet, contrairement à une idée répandue, n'est pas normo-tenseur mais HYPOTENSEUR. Plusieurs gousses par jour peuvent causer une chute de tension dangereuse chez un individu à tension normale.

Que dire de 1 à 2 gousses d'ail sur du pain beurré au goûter de l'enfant, sans parler des quantités ingérées aux repas ; c'est parfois l'origine d'une fatigue et d'une pâleur inexpliquées...

alors quel végétarisme ?

Nous conseillons l'alimentation suivante évitant frustrations psychologique et physiologique :

Matin

Infusion *ou* cacao (au lait pour l'enfant) *ou* Pionnier-Caro-Bambu *ou* café + pain semi-complet beurré.

Midi et soir

Crudités variées + légumes et pommes de terre *ou* légumes et céréales.

\+

Midi : 1 à 2 œufs.
Soir : 50 à 100 g de fromage.

\+

Tarte *ou* flan *ou* crème caramel *ou* chocolat (parfois) + eau du Mont-Rocous *ou* de Volvic.

17 h

Adulte : fruit frais *ou* melon *ou* tomate *ou* yaourt non sucré.
Enfant : fruit frais *ou* melon *ou* tomate + fromage blanc non sucré *ou* yaourt non sucré.

Bien entendu, choisir des aliments aussi « bio » que possible. Éviter strictement les graisses de coco, palme, coprah extraordinairement indigestes ; on choisira pour les crudités l'huile de carthame ou de noix très riche en acides gras poly-insaturés. Pour la cuisine à feu très doux, utiliser l'huile d'arachide, en outre la seule huile résistant aux températures élevées.

étude critique des régimes classiques

Pas plus que pour les « systèmes naturels », nous ne sommes pour les régimes classiques.

Si l'on prend, par exemple, **les régimes anti-cholestérol,** il est conseillé de supprimer les aliments riches en cholestérol : PRODUITS LAITIERS ET ABATS.

OR CES ALIMENTS SONT UNIQUES POUR LEUR APPORT MINÉRAL ET VITAMINIQUE, CALCIUM, PHOSPHORE, COMPLEXE B Y COMPRIS B 12, VIT. D 3, ETC.

LEUR SUPPRESSION VA NON SEULEMENT ENTRAÎNER *diverses carences au niveau vision, squelette, état de la peau, tonus musculaire et général,* etc., mais de plus ces régimes sont totalement inefficaces s'il n'y a pas RÉDUCTION CALORIQUE GLOBALE JOURNALIÈRE.

En effet, le cholestérol ingéré avec les aliments est toujours accompagné de *choline, inositol, méthionine, lécithine ; c'est-à-dire des éléments qui permettent sa solubilisation en microparticules dans le sang et son élimination biliaire.*

Même avec une alimentation riche en abats et en produits laitiers, il n'est guère possible d'absorber plus de 1 g par 24 heures de cholestérol. Or l'organisme pour ses propres besoins (échange osmotique, élaborations hormonales et vitamine D 3, etc.) a besoin de 3 g par 24 heures de cholestérol approximativement.

On voit donc la quasi-impossibilité d'un excès de cholestérol exogène.

Par contre, toute surcharge calorique journalière est transformée en **cholestérol dangereux et en acides gras saturés avec lesquels il forme des sels estérifiés, composés peu solubles se déposant dans les artères sous forme de plaques d'athéromes.**

Voilà pourquoi si l'on soigne un obèse atteint d'angor alors que son régime est dépourvu de cholestérol exogène mais toujours aussi riche en calories (confitures, céréales, sucreries diverses), son état cardio-vasculaire ne s'améliore pas.

En outre, ses analyses sanguines peuvent même devenir catastrophiques si l'apport de calories est plus élevé en dépit du régime anti-cholestérol.

Par contre, même si on laisse dans le régime abats et produits laitiers tout en abaissant les apports caloriques généraux, non seulement notre obèse cardio-vasculaire va s'améliorer ou guérir, mais il va maigrir et ses analyses vont se normaliser. Ceci même s'il augmente sa ration d'abats et produits laitiers, *l'essentiel étant la diminution importante et globale des apports caloriques journaliers,* **ce qui supprime toute élaboration de cholestérol dangereux et d'acides gras saturés.**

Nous sommes donc une fois de plus opposé à tout régime carençant dangereusement la vie d'un individu. La suppression des produits laitiers et des abats, sous prétexte de protection cardio-vasculaire, est pour nous une mesure aberrante génératrice de carences nutritionnelles, notamment *anémie, décalcification, affaiblissement et baisse du tonus général.*

Nous préférons une réduction globale des calories *évitant toute carence et évitant aussi la formation du cholestérol ENDOGÈNE (le seul dangereux) et des acides gras saturés générateurs d'athérosclérose.*

le régime anti-urée

Une augmentation pathologique de l'urée sanguine ne signifie pas systématiquement une consommation trop importante d'aliments protidiques d'origine animale ou végétale ; la consommation de ces aliments peut même parfois être insuffisante mais le rein a pu être lésé par *certains médicaments, l'alcool, la nicotine, la théophylline, la caféine, certains métaux lourds, etc.* Réduire les apports protéiques dans ces cas précis serait une aberration : **il faut supprimer l'intoxication causale.**

Mais admettons qu'aucune intoxication exogène ne soit en cause ; nous serons en présence soit d'une SURALIMENTATION PROTIDIQUE, soit d'une ALIMENTATION PROTIDIQUE QUANTITATIVEMENT NORMALE.

Dans le premier cas, l'adoption d'une alimentation équilibrée comprenant une ration protidique normale fera tout rentrer dans l'ordre.

Dans le second cas, heureusement plus rare, **où les apports protidiques sont quantitativement normaux,** mais où le rein manifeste sa souffrance, il faudra rechercher un DÉSÉQUILIBRE POTASSIUM-SODIUM auquel on ne pense presque jamais.

En effet, **l'utilisation quotidienne** des aliments manufacturés **très riches en sodium** (même les aliments pour bébés), combinée à la **diminution** de la consommation **des fruits** (parfois) **et des légumes** (très souvent) et le **rejet de l'eau de cuisson** de ces légumes entraînent une CARENCE EN POTASSIUM et pour conséquence des difficultés d'ÉLIMINATION DU SODIUM avec fatigue rénale et souvent rétention d'urée.

Il faudra, dans ces cas, réduire les apports de conserves, potages en sachet, charcuteries (d'ailleurs nocifs à bien des égards) et augmenter dans des proportions normales la consommation de légumes verts.

Si, malgré le réglage, les fonctions rénales restent perturbées, elles « signeront » les séquelles d'une grave *infection passée* (scarlatine ou autre), d'une *intoxication éloignée,* d'une *hérédité rénale* ou tout simplement d'une *fatigue prolongée.*

Quelle sera la conduite à tenir devant cette déficience rénale plus ou moins larvée ?

Non pas réduire les apports protéiques sur une longue échéance, ce qui induirait fatigue, anémie, hypotonie générale, mais conseiller *une MISE AU REPOS DU REIN sur deux à quatre jours et ensuite un jour sur quinze en cure d'entretien.*

Comment ?

Par une monodiète au velouté de légumes et pommes de terre, l'apport important de potassium naturel va favoriser la « chasse du sodium » et la réduction drastique des aliments protéiques va entraîner l'autolyse en priorité des tissus pathologiques, rénaux et autres ainsi que la restauration fonctionnelle par le repos physiologique.

L'organisme, pendant la diète laissant au repos (relatif) l'émonctoire surmené (le rein en l'occurrence), utilise préférentiellement les émonctoires fonctionnellement normaux.

Ainsi peut-on restaurer la santé du rein sans risques de carences protéiques gravement préjudiciables à moyenne ou longue échéance.

le régime de la colite

Nous sommes résolument contre la suppression des céréales semi-complètes, des légumes et des fruits qui avec le temps va favoriser la DÉGÉNÉRESCENCE CARDIO-VASCULAIRE.

En effet, la vitamine E (céréales semi-complètes) est indispensable à la résistance du muscle cardiaque, à l'économie d'oxygène, à la régulation de la coagulation sanguine.

Quant au *silicium* (céréales semi-complètes, légumes, fruits) et au *complexe vitaminique C* (légumes et fruits), ils sont indispensables au bon état de l'endothélium des artères.

Leurs carences (que ne peut combler la vitamine C de synthèse car non associée à des cofacteurs indispensables à son activité) *favorisent les micro-lésions de l'endothélium vasculaire, point de départ des agrégats plaquettaires, des sédiments minéraux, des dépôts de cholestérol et métabolites glucidiques générateurs d'athérome.*

Le régime anti-colitique est aussi relativement cancérigène, la suppression ou la réduction massive des fibres produisant immanquablement une FÉCALO-CONCENTRATION et UN RALENTISSEMENT DU TRANSIT, ce qui signifie en termes clairs que tous les **toxiques exogènes cancérigènes ayant pu être ingérés ainsi que les toxines intestinales vont avoir une concentration fécale doublée ou triplée et un temps de contact avec la muqueuse triplé ou quadruplé.**

Ce régime anti-colitique est aussi générateur de FATIGUE GÉNÉRALE par ses carences en vitamine C et cofacteurs, mais aussi par la perturbation circulatoire due aux carences en alpha-tocophérol...

Sur le PLAN PSYCHOLOGIQUE, la fatigue générale est mal acceptée, d'autant plus que la déshydratation et *le vieillissement de la peau s'accentuent avec le régime carencé en provitamine A, vitamine C et vitamine E,* ce qui désole la femme très préoccupée par son aspect physique.

Alors que faire en présence d'une colite ou entéro-colite ou gastro-entéro-colite ?

Simplement éviter tout régime carencé et, sur un laps de temps de deux à trois jours, mettre le patient au jus de pommes de terre et jus de chou fraîchement pressés, plus précisément en alternant toutes les heures, 1/2 verre de jus de chou dilué d'eau (Mont-Roucous *ou* Volvic), 1/2 verre de jus de pomme de terre dilué d'eau.

Cette cure de deux à trois jours, véritable *mise au repos des muqueuses digestives, entraînant la cicatrisation des lésions et la restauration fonctionnelle,* on continuera par une diète au jus un jour sur sept pendant trois mois, ensuite un jour sur quinze ou un jour sur trente selon le cas.

Ainsi évite-t-on tout régime carencé. Le seul conseil que nous donnerons concerne les crudités ; **les crudités-légumes seront prises au milieu des repas** afin que les fibres soient bien mélangées au bol alimentaire. **Les crudités-fruits seront prises deux heures avant le repas du soir** lorsque l'estomac a des chances d'être vide, le fruit se digérant mieux pris seul loin des repas.

les régimes amaigrissants...

Un régime amaigrissant ne peut être efficace que si les apports alimentaires sont insuffisants en fonction des besoins métaboliques.

Une insuffisance en glucides et en lipides étant suivie de LIPOLYSE, une insuffisance en protides étant suivie de PROTÉOLYSE, c'est le principe de l'amaigrissement.

Il existe mille régimes différents mais tous visent à réduire les apports glucidique et lipidique en vue d'obtenir *la lyse du tissu graisseux par réduction générale glucido-lipidique et diminution de la rétention d'eau par réduction ou suppression des glucides et réduction sodée.*

Malheureusement les régimes amaigrissants conseillent des fromages, des yaourts à 0 % de matières grasses et des « beurres allégés », ce qui prépare l'ostéoporose, l'ostéomalacie du surlendemain par carence en vitamine D 3.

Certains de ces régimes suppriment totalement aux repas : farineux et féculents, l'organisme privé alors de « sa source habituelle de glucose » utilise les amino-acides nés de la digestion des protéines pour faire du glucose d'où amaigrissement graisseux certes mais aussi fonte musculaire, anémie, aménorrhée, frigidité, etc.

l'alimentation équilibrée classique

Comme son nom l'indique, cette alimentation est équilibrée et lorsque l'on considère tous les systèmes alimentaires destructeurs, carencés et déséquilibrés existants, ce n'est pas un de ses moindres mérites.

Néanmoins, nous sommes en désaccord avec le fait de donner aux enfants un goûter HYPERGLUCIDIQUE comprenant du pain + du beurre + confiture *ou* miel *ou* chocolat car, dans ce cas, l'enfant, en général, *n'a plus faim le soir et va délaisser viande ou poisson ou œufs ou fromage, ces aliments protéiques indispensables, pour ne grignoter au dîner que quelques gourmandises sucrées.*

Ainsi, l'enfant ayant absorbé ce *goûter hyperglucidique* VA RESTER DU DÉJEUNER JUSQU'AU LENDEMAIN MATIN SANS ABSORBER D'ALIMENTS PROTIDIQUES, ce qui aura des **conséquences graves sur sa croissance** et sur la genèse des maladies infectieuses car, dès l'instant où un enfant reçoit plus de TROIS APPORTS GLUCIDIQUES CONCENTRÉS, c'est-à-dire que si en plus du petit déjeuner, du déjeuner et du dîner un enfant reçoit entre ces repas un ou des glucides concentrés, la digestion se ralentit et **c'est la porte ouverte aux infections chroniques ou à répétition** (voir le chapitre sur l'indigestion chronique et ses conséquences).

Les fruits pris aux repas restent plusieurs heures dans l'estomac sans subir de digestion ; ils fermentent et entraînent la fermentation du bol alimentaire, créant aussi **l'indigestion chronique larvée et ses conséquences.**

Le yaourt pris aux repas de midi et du soir acidifie prématurément le milieu buccal et stomacal, inactivant ainsi la ptyaline salivaire ; là encore la perturbation digestive sera manifeste.

le gavage infanticide

On assiste actuellement à une atteinte criminelle à la santé des petits enfants recevant l'alimentation suivante :

1. *Matin*

Pain + beurre + miel *ou* confiture, etc., + cacao au lait.

2. *Sur le chemin de l'école, arrêt à la boulangerie-pâtisserie*

Chocolat *ou* croissant *ou* gâteaux.

3. *Entrée à l'école*

Bonbons offerts par l'enseignant(e) *ou* lait offert parfois par l'État.

4. *Courant de la matinée*

Gâteaux d'anniversaire *ou* fête ; il y a toujours un élève dont c'est la fête ou l'anniversaire.

5. *Récréation*

Pain au chocolat *ou* autre goûter.

6. *Retour récréation pendant la classe*

Bonbons de l'enseignant(e).

7. *Sortie de l'école*

Bonbons ou gâteaux de la maman « qui adore son petit chou ».

8. *Déjeuner*

Classique et arrosé de sirops ou limonades.

9. *Chemin de l'école*

Arrêt à la pâtisserie.

10. *Rentrée de l'école*

Bonbons offerts par l'enseignant(e).

11. *Goûter récréation ou retour maison*

Pain + beurre + chocolat *ou* confiture.

12. *Chemin du retour à la maison*

Petit arrêt à la pâtisserie pour acheter bonbons, sucettes et autres friandises enrobées de chocolat.

13. *A la maison*

Petit grignotage en attendant le repas du soir. « Dame... un enfant doit manger si l'on veut qu'il profite... »

14. *Dîner*

L'enfant n'a pas très faim...
« Heureusement qu'il boit de l'eau et du sirop et qu'il mange son petit pot de dessert, sans quoi le pauvre petit se coucherait " sans rien dans le ventre " », comme dit la maman.

15. *Télévision*

Droit de regard comme les grands mais juste dix minutes, de quoi savourer avec papa ce petit amuse-gueule, cube de fromage, cacahuètes, gâteaux au cumin, etc.

Et tout ceci n'est pas caricatural ou à peine...

Comment, à une époque où les médias se disent au service de l'information, peut-on cacher cela, comment le corps médical ne s'en aperçoit-il pas ?

Aucune espèce vivante ne saurait conserver la santé avec une telle alimentation.

Quelle tristesse d'assister impuissant à la genèse des dermatoses, des catarrhes, des infections à répétition, du diabète, de l'obésité, aux graves maladies de dégénérescence de plus en plus précoces et, pour tout dire, au « pourrissement » des générations futures.

ni « systèmes naturo »,
ni régimes classiques,
mais alors quelle doit être
la nourriture
de l'être humain ?

Cette question a fait couler beaucoup d'encre depuis l'intérêt des hommes pour ce qui a trait à la santé.

Les différentes théories relatives à la composition de l'alimentation humaine étant nombreuses, l'auteur de ces lignes n'espère changer l'opinion de quiconque, mais il tient absolument à « glisser » un peu de prudence dans les esprits.

Avant d'aborder ce sujet si épineux qu'est la nutrition, une constatation fondamentale s'impose :

IL N'EXISTE PAS SUR TERRE UN SEUL HOMME CAPABLE DE COMPRENDRE LE DEVENIR EXACT D'UN REPAS DANS L'ORGANISME VIVANT.

C'est dire l'extrême prudence avec laquelle on doit aborder ce problème.

Nous examinerons plus loin les désaccords profonds entre les diverses tendances nutritionnelles.

Notons pour l'instant un point sur lequel existe une entente unanime :

La non-dénaturation des aliments.

Chacun l'exprime à sa manière parmi les macrobiotes, crudivores, végétaliens, instinctivores, végétariens, sheltoniens, diététiciens classiques, mais tous estiment, comme l'explique si bien H.-C. Geoffroy, que l'aliment est un TOUT dans lequel chacun des constituants S'ÉQUILIBRE PAR RAPPORT AUX AUTRES ; soustraire un des composants aboutit non seulement à ce que L'ÉLÉMENT SOUSTRAIT FASSE DÉFAUT, MAIS LES PARTIES RESTANTES PERDENT PARTIELLEMENT OU TOTALEMENT LEUR ACTIVITÉ, LEUR UTILITÉ POUR L'ORGANISME.

L'accord entre les différentes tendances nutritionnelles est non moins unanime quant à NE RIEN AJOUTER AUX ALIMENTS :

colorants, arômes de synthèse, anti-oxydants, poudres à lever, conservateurs, émulsifiants, produits de synthèse utilisés par l'industrie doivent être abandonnés.

L'industrie doit laisser aux aliments leur couleur, leur arôme naturel, l'agriculture se doit de trouver d'autres méthodes de fertilisation et surtout de lutte contre les parasites.

Avec la culture dite biologique, les végétaux sont moins attaqués par les parasites et il existe des moyens dénués de toute nocivité pour les éliminer (huiles essentielles de plantes, lutte biologique, etc.).

Toutes les nouvelles molécules de synthèse introduites par milliers dans les organismes vivants représentent un danger immense.

L'organisme, ainsi que l'a parfaitement expliqué le Dr Kalmar, ne peut utiliser et métaboliser que des molécules naturelles d'origine végétale ou animale et, à la limite, dans le cas où elles sont suffisamment diluées, des molécules d'origine minérale.

SEULES LES MOLÉCULES NATURELLES « ENTRENT » DANS LES CIRCUITS MÉTABOLIQUES NORMAUX.

Quant aux MOLÉCULES DE SYNTHÈSE, elles ne peuvent s'intégrer aux chaînes métaboliques normales. Aussi pour tenter de les métaboliser, l'organisme est obligé de créer des chaînes paramétaboliques ; ces chaînes paramétaboliques perturbant profondément la vie et la biochimie cellulaire créent une « usure » prématurée, le vieillissement précoce et représentent une des causes de la cancérisation humaine.

En résumé, nous nous entendons tous pour affirmer que la vie et l'équilibre d'un aliment ne doivent, en aucun cas, être détruits par le raffinement ou la chimie.

Mais la difficulté se corse lorsqu'il s'agit de déterminer la nourriture de l'être humain.

Selon les **végétaliens,** elle serait uniquement à base de végétaux (fruits + légumes + céréales + oléagineux + levures).

D'après les **végétariens,** il serait possible d'ajouter à cette alimentation de base du fromage, des œufs.

Si l'on se réfère aux **macrobiotes,** l'alimentation doit être 50 % céréales, 30 % légumes, 10 % légumineuses, 5 % algues, 5 % de fruits.

Pour les **crudivores,** l'alimentation doit être à base de fruits et légumes crus à 70-80 % + 20 à 30 % de fruits de mer, œufs, fromage blanc.

En interrogeant les **instinctivores,** ceux-ci déclarent que l'on peut manger de la viande, des œufs, des fruits, des légumes, du miel.

L'interdiction porte sur les produits laitiers : lait, yaourts, fromage, beurre.

Enfin, les **sheltoniens** affirment que l'alimentation doit être le plus souvent végétarienne et qu'il faut absolument manger dissocié, c'est-à-dire trois repas journaliers composés comme suit :

— un repas de fruits ;

— un repas de crudités-légumes et légumes cuits céréales *ou* pommes de terre !

— un repas de crudités-légumes et légumes cuits œufs *ou* fromages *ou* oléagineux.

Notre longue expérience en matière de nutrition nous fait dire aujourd'hui que c'est seulement munis de « doigts de fée » que l'on peut « toucher » à l'alimentation humaine.

Plus un être vivant est organiquement et physiologiquement complexe, plus est aussi complexe sa nutrition et plus doit être diversifiée son alimentation.

Toutes les méthodes alimentaires citées plus haut sont SUPPRESSIVES : chacune d'entre elles refusent la consommation d'une catégorie d'aliments.

Or l'expérience, jointe à l'observation sur des milliers de patients, m'a prouvé ce qui suit :

1. Il n'existe pas d'aliment offert par la nature qui soit nuisible ;
2. Ce n'est pas l'aliment naturel qui est nuisible mais son excès ou son insuffisance dans la ration alimentaire.

Afin de bien comprendre ce qui précède, voici, sans entrer dans les mécanismes agissants, les conséquences des excès et carences de chaque catégorie alimentaire.

FRUITS

Excès	Insuffisance
Déminéralisation	Hémogliase
Ostéoporose - Caries	Artériose-sclérose
Hypotension	Carences vitaminiques
Sécheresse de la peau	Constipation
Hyperthyroïdie et	
Hyposurrénalisme larvé	
Maladies à frigore, etc.	

LÉGUMES

Excès	Insuffisance
Dilatation des « poches digestives »	Constipation
Ballonnements	Carences minérales
Gastro-entéro-colite	Carences vitaminiques
Diarrhées	

CÉRÉALES ET TUBERCULES

Excès	Insuffisance
Fermentations acides et alcooliques excessives	Amaigrissement
Hémogliase	Fatigue
Lymphogliase	Frilosité
Dermatoses	Non-assimilation des protéines et ses conséquences
Catarrhes	
Tumeurs	
Obésité	
Diabète	

ŒUFS - FROMAGES - FRUITS DE MER

Excès	Insuffisance
« Fatigue digestive »	Déminéralisation
Lithiases biliaires	Décalcification
Perturbations du métabolisme des lipides et ses conséquences	Carences vitaminiques en D 3, A et B 12
Urémie	Carences protéiques
Uricémie	Insuffisance endocrinienne
Hypertension	Hypotonie musculaire
	Anémie

VIANDES - POISSONS

Excès	**Insuffisance**
Urémie Uricémie Hypertension Dilatation Cœur gauche Lithiase urique	Aucun trouble si l'alimentation est suffisante en œufs et fromages. Toutefois la suppression doit être très progressive et dans certains cas rarissime (enfants, vieillards), l'organisme habitué aux protéines carnées ne parvient pas à utiliser correctement les protéines des œufs et fromages. Dans ce cas exceptionnel la consommation de viande sera maintenue. L'observation montre qu'une ration carnée modérée n'est pas nuisible physiologiquement.

Ce tableau, fruit de vingt ans d'observations pratiques en clientèle, prouve clairement que L'HOMME EST OMNIVORE, qu'on le veuille ou non.

Notre longue expérience du réglage alimentaire (qu'il ne faut pas confondre avec un système ou un régime) nous permet de conseiller L'ALIMENTATION SUIVANTE :

LE PETIT DÉJEUNER

Nourrisson

Bouillie au lait préparée avec lait cru *ou* pasteurisé et UNE farine d'orge *ou* crème d'avoine *ou* crème de blé.

Enfants et adolescents

Pain semi-complet biologique

+

fromage *ou* œuf *ou* viande froide

+

infusion de plantes (origine biologique) ou chicorée teintée de lait ou malt teinté de lait.

Si l'enfant n'aime aucune de ces boissons, on donnera un cacao biologique non composite, très léger : 4/5 eau, 1/5 lait.

Toutes les boissons seront préparées avec l'eau de Volvic *ou* Mont-Roucous (bouteilles de verre si possible).

Adultes

Adultes prenant à midi un repas très léger (faute de temps ou possibilités) → ou ayant très bon appétit le matin.

Viande froide *ou* œufs *ou* fromage
+
pain biologique semi-complet
+
infusion *ou* chicorée pure *ou* teintée de lait *ou* malt teinté de lait *ou* pur.

Adultes mangeant normalement à midi ou ayant peu faim le matin

Pain biologique semi-complet légèrement beurré
+
infusion *ou* malt *ou* chicorée pure *ou* avec une « goutte » de lait.

Adultes obèses congestifs-hémogliasiques menacés de maladies cardio-vasculaires.

agrumes à volonté
+
fromage blanc 20 % mat. grasses.

DÉJEUNER ET DÎNER

Enfant, adolescent, adulte

Crudités variées *ou* salade verte en début de repas
+
viande *ou* poisson *ou* œufs
+
légumes verts cuits et pommes de terre *ou* pâtes *ou* riz *ou* autres céréales
+

fromage *ou* petit dessert au choix (compote *ou* flan diététique vanille *ou* praliné *ou* crème caramel *ou* tarte aux fruits cuits *ou* semoule au lait *ou* sablés diététiques *ou* une barre de chocolat *ou* sorbet [rarement])

+

Volvic nature *ou* Mont-Roucous nature.

> *A ces repas, éviter :*
>
> Ketchup – jus de fruits – fruits – tomates crues ou cuites et sauce – melon – pamplemousse – fruits secs – miel – yaourts – fromage blanc – bananes – tisane cynorhodon.

N.B. Si le petit déjeuner comprend 100 g d'œufs, fromages *ou* viande froide, on peut supprimer le soir les aliments protéiques.

Toutefois le sportif en compétition conservera les aliments protéiques aux trois repas.

17 H : GOÛTER DE L'ENFANT ET DE L'ADOLESCENT

Plus l'enfant est FRILEUX *et* FATIGABLE, *plus la ration de fruits, de melons, de tomates, de yaourts sera* RÉDUITE.

ÉTÉ	HIVER
Selon frilosité et fatigabilité	Selon frilosité et fatigabilité
100 à 500 g de fruits de saison + fromage blanc non sucré *ou* un œuf coque *ou* fromage pâte cuite ou fermentée *ou* 1 à 2 yaourts non sucrés uniquement si enfants non frileux et non fatigables.	50 à 150 g de fruits frais *Pour les enfants maigres, frileux, fatigables, déminéralisés :* pas de fruits frais mais 1/2 verre de jus de légumes frais chambré +

Absolument pas de glucides :

Pain, biscottes, fruits secs, miel, confiture, biscuits, etc.

Pour tous :

1 œuf coque
ou fromage pâte cuite ou fermentée ou fromage blanc « très égoutté ».

Absolument pas de glucides :

Pain, biscottes, fruits secs, miel, biscuits, confitures, etc.

17-18 H : GOÛTER DE L'ADULTE

(seulement en cas de faim)

ÉTÉ	HIVER
Selon frilosité et fatigabilité	Selon frilosité et fatigabilité
100 à 1 000 g de fruits de saison	50 à 200 g de fruits frais
Éviter strictement :	*Si le climat est très froid et si faim :*
Pain, biscottes, gâteaux, sablés, biscuits, confitures, miel et autres glucides.	2 à 4 fruits secs (dattes, figues ou pruneaux)
	Éviter strictement :
	Pain, biscottes, gâteaux, sablés, biscuits, miel, confitures et autres glucides.

Seront supprimés absolument

MUESLIS – MIEL – GRAISSES DE PALME, COCO, COPRAH – LIMONADES – TOUT ALIMENT CONTENANT DU SOJA – LAIT U.H.T. – pizzas – raviolis – sirops – sodas.

Seront supprimés ou réduits considérablement en tenant compte, pour les stimulants, des habitudes acquises

Tabac, vins, bière, cidre, apéritifs, digestifs, boissons à base de cola, café, café au lait, thé, maté, confitures, conserves du commerce, confiseries du commerce, charcuteries du commerce, bonbons, margarine, chewing-gums, pain d'épice, céréales crues, aliments réchauffés, petits déjeuners composites, sauces fermentées au soja, eaux adoucies, eaux très minéralisées.

IMPORTANT

La sauce des crudités et salades

sera préparée en alternant les huiles 1re pression à froid de NOIX — SÉSAME — TOURNESOL.
La ration journalière de l'adulte sera au minimum de 1 cuillère à soupe par jour.

l'alimentation végétarienne

L'alimentation végétarienne est parfaitement compatible avec la santé dans la mesure où l'on ÉVITE :

1. l'excès de céréales ;
2. l'excès de fruits ;
3. les mélanges abracadabrants ;
4. les carences protéiques ;
5. la séparation aliments protéiques - aliments glucidiques.

Voici l'alimentation végétarienne que je conseille avec une satisfaction complète :

LE PETIT DÉJEUNER

Nourrisson

Bouillie au lait cru *ou* (à défaut) pasteurisé et UNE farine d'orge *ou* d'avoine *ou* blé *ou* riz en variant.

Enfant et adolescent

Soit chicorée *ou* malt au lait + pain beurré ;
soit cacao non composite au lait + pain beurré ;
soit bouillie de flocons de céréales au lait ;
soit bouillie de farine au lait.

Adulte

Soit chicorée *ou* malt teinté de lait + pain beurré ;
soit cacao non composite à l'eau *ou* avec une « goutte » de lait + pain beurré ;

soit infusion *ou* café léger *ou* thé léger + pain beurré ;
soit infusion ou café léger ou thé léger + pain + oléagineux (une variété) mais, attention, ces derniers sont assez difficiles à digérer ;
soit infusion *ou* café léger *ou* thé léger *ou* malt *ou* chicorée + une variété de fruits secs ;
soit pour les « lève-tôt » et travailleurs de force ou encore pour les végétariens ne pouvant manger d'une façon équilibrée à midi :
infusion *ou* malt *ou* chicorée *ou* café léger *ou* thé léger + pain + un œuf coque *ou* fromage.

DÉJEUNER ET DÎNER

Enfant, adolescent, adulte

Crudités variées *ou* salade verte en début de repas
+
légumes verts cuits *ou* pommes de terre *ou* pâtes *ou* riz *ou* autres céréales
+
œufs *ou* fromages
+
un dessert au choix (compote – flan diététique vanille *ou* praliné – crème caramel – tarte aux fruits cuits – semoule au lait – sablés diététiques – une barre de chocolat – sorbet [rarement])
+
Volvic nature *ou* Mont-Rocous nature.

A ces repas, éviter :

Ketchup – jus de fruits – fruits – tomates crues ou cuites et sauce – melon – pamplemousse – fruits secs – miel – yaourts – fromage blanc – banancs – tisane cynorhodon.

N.B. Si le petit déjeuner comprend 1 à 2 œufs ou 60 à 120 g de fromage, on peut réduire ou supprimer ces aliments le soir, l'essentiel étant que ces aliments soient présents à DEUX repas équilibrés par jour.

17 H : GOÛTER DE L'ENFANT ET DE L'ADOLESCENT

Plus l'enfant est FRILEUX et FATIGABLE, plus la ration de fruits, melons, tomates, yaourts sera RÉDUITE.

ÉTÉ

Selon frilosité et fatigabilité

100 à 150 g de fruits de saison
+
fromage blanc non sucré
ou un œuf coque
ou fromage pâte cuite ou fermentée
ou 1 à 2 yaourts non sucrés, uniquement si enfants à réserves humorales, nerveuses, minérales, vitales.

Absolument pas de glucides :

Pain, biscottes, fruits secs, miel, confitures, biscuits, etc.

HIVER

Selon frilosité et fatigabilité

50 à 150 g de fruits frais.

Pour les enfants maigres, frileux, fatigables, déminéralisés :
Pas de fruits frais mais 1/2 verre de jus de légume frais chambré
+

Pour tous :

1 œuf coque
ou fromage pâte cuite ou fermentée *ou* fromage blanc très égoutté.

Absolument pas de glucides :

Pain, biscottes, fruits secs, miel, biscuits, confitures, etc.

17-18 H : GOÛTER DE L'ADULTE

(seulement en cas de faim)

ÉTÉ

Selon frilosité et fatigabilité

100 à 1 000 g de fruits de saison.

HIVER

Selon frilosité et fatigabilité

50 à 200 g de fruits frais.

Éviter strictement :

Pain, biscottes, gâteaux, sablés, biscuits, confitures, miel et autres glucides.

Si le climat est très froid et si faim :

2 à 4 fruits secs (dattes, figues *ou* pruneaux).

Éviter strictement :

Pain, biscottes, gâteaux, sablés, biscuits, miel, confitures et autres glucides.

seront supprimés absolument :

MUESLIS – MIEL – GRAISSES DE PALME, COCO, COPRAH – LIMONADES – TOUT ALIMENT CONTENANT DU SOJA – LAIT U.H.T. – SIROPS – SODAS.

seront supprimés ou réduits quantitativement en tenant compte, pour les stimulants, des habitudes acquises :

Tabac, vins, bière, cidre, apéritifs, digestifs, boissons à base de cola, café, café au lait, thé, maté, confitures, conserves du commerce, confiseries du commerce, bonbons, margarine, chewing-gums, pain d'épice, céréales crues, aliments réchauffés, petits déjeuners composites, sauces fermentées au soja, eaux adoucies, eaux très minéralisées.

et maintenant sur cette alimentation de base...

les individualisations de l'alimentation en fonction de l'expression vitale et de la typologie

considérations préalables à cette étude

Plus que le « bâti » figé, nous considérons *l'expression de la vie,* la sthénicité, la tonicité, la vivacité d'un visage, d'un corps comme ayant plus d'importance que la morphologie.

En effet, nous ne pensons pas que la rétraction indique une moindre vitalité que la dilatation, puisque ce sont les rétractés qui gardent leur vitalité physique, leur sexualité, leur vivacité d'esprit jusqu'à un âge avancé. *On ne voit jamais de centenaire dilaté...*

Mieux, dans la nature, on peut constater que **les hormones mâles « rétractent ».**

Il faudrait observer à la soixantaine « ceux qui tiennent le mieux la route » au point de vue vivacité d'esprit, pratique des sports, tonus sexuel, jeunesse conservée, etc. Et là certaines « idées toutes faites » seraient sans doute modifiées.

En résumé, nous préférons tenir compte de l'expression de la vie plutôt que de sa structure morphologique figée.

Considérez l'homme qui est devant vous : *1,70 m — 95 kg, jamais malade, résistant;* il vient pour un léger essoufflement en rapport avec son poids excédentaire.

Un peu d'exercices physiques journaliers et la réduction globale des quantités alimentaires feront tout rentrer dans l'ordre.

Voici maintenant un individu de *même format : 1,70 m — 95 kg, se plaignant de douleurs transfixiantes du thorax, d'essoufflement et autres symptômes évocateurs d'angor ou d'athérosclérose.*

Le teint est très coloré, une capillarite assez étendue sur le visage traduit l'utilisation des boissons alcoolisées ou la genèse d'alcool dans le tube digestif. L'homme n'a *jamais été frileux ;* il est très résistant au froid.

En plus de la réduction des boissons alcoolisées et des quantités alimentaires ingérées, il faudra instituer des jours de diète rythmés et la consommation journalière de deux cuillères à soupe d'huile de carthame ou de noix première pression à froid pour métaboliser cholestérol et lipides générateurs d'athérome et d'athérosclérose, sans oublier la consommation à 17 h d'un grand verre de jus d'agrume (protection vasculaire).

Cet homme utilisera largement l'huile de germe de blé car l'alpha-tocophérol (vitamine E) est économisatrice d'oxygène, vaso-dilatatrice et surtout régulatrice de la coagulation sanguine.

Considérez maintenant *une personne présentant les mêmes symptômes et la même corpulence, cependant très frileuse.* Une question importante se pose alors : *s'agit-il d'une frilosité acquise ou d'une frilosité « constitutionnelle » datant de l'enfance ?*

S'il s'agit d'une frilosité acquise datant de quelques années, elle a pour cause un ralentissement des échanges et de la circulation en général du à l'athérosclérose. Les conseils alimentaires seront très exactement les mêmes que précédemment. L'utilisation des agrumes sera conseillée car leurs acides fluidifient le sang et leurs vitamines P et C, protecteurs vasculaires, sont tout particulièrement indiquées.

Observons maintenant *un individu : 1,70 m — 95 kg, le teint pâle, frileux et fatigable depuis l'enfance* et présentant des symptômes d'athérosclérose et d'angor. Dans ce cas tous les conseils précédents seront valables sauf pour la consommation d'agrumes et de fruits car *la fatigabilité et la frilosité datant de l'enfance indiquent que cette personne combure mal les acides fruitariens,* et toute augmentation de la consommation de fruits va altérer l'état général avec décalcification plus ou moins évidente pour conséquence.

Continuons nos observations ; *voici un monsieur : 55 ans — 1,75 m — 95 kg, relativement empâté mais sans symptôme cardio-*

vasculaire évident. Il se plaint d'une fatigue très accentuée depuis plusieurs années, les examens sont tous normaux ; pas de perte de sang, pas d'anémie, il ne fume pas, ne boit pas d'alcool, pas de « raucité » de la voix ni ganglions à l'aine ou aux aisselles.

La fatigue est inexpliquée ; il n'y a pas apparemment d'état précancéreux.

Cependant *son teint est très mat, les traits sont crispés comme par un étau, des taches rubis parsèment le corps, des fibres anarchiques (signe le plus fiable de prédisposition aux tumeurs selon l'auteur) parsèment l'iris.* Pour nous l'addition de tous ces signes ou symptômes caractérisent un état précancéreux évident.

Immédiatement, une cure de jeûne ou une diète au jus de légumes crus doit être instaurée pour supprimer « l'emprise sous-jacente du mal », ensuite un réglage alimentaire insistant sur une alimentation naturelle, équilibrée et MESURÉE avec diètes rythmées devra être appliquée.

Voici un homme *de type longiligne, visage osseux, yeux vifs et scrutateurs, teint jaune ou légèrement mat ; il est prédisposé aux DERMATOSES,* mais sa formation scientifique ou pour le moins rationnelle exigera *le pourquoi de cette dermatose.*

Il faudra lui expliquer minutieusement que les bonbons entre les repas, l'abus de desserts, les boissons sucrées, etc. entraînent une formation accrue de pyruvates et lactates expulsés à la peau ; ce type d'individu a besoin d'*explications et* d'un *réglage alimentaire très précis.*

Ce serait une erreur de lui prescrire simplement un jeûne ou une diète rythmée + des compléments alimentaires...

Considérez maintenant un homme de *type très bréviligne, au visage en général carré et au teint jaune ou mat ;* c'est le plus souvent un travailleur manuel acharné *qui ne s'arrête jamais,* presque toujours courbé vers le sol et *usant ainsi sa charnière lombo-sacrée et ses cartilages coxo-fémoraux.*

Il est, de cette manière, prédisposé à l'arthrose de ces articulations.

Cet homme utilise les aliments les moins chers, souvent il boit un infâme vin rouge qui lui détruit l'estomac. Il vit de conserves, potages et charcuteries ; il ne grignote pas car cela coûte trop cher et il n'a pas le temps.

Il faut simplement lui conseiller :

A. une crudité à chaque repas ;

B. remplacer une partie de son vin par de l'eau (le bon vin est trop cher... et l'eau minérale n'est pas mieux que celle du robinet...) ;

C. diète au potage de légumes et pommes de terre un jour sur sept (il adore le potage ; c'est bon, ça « cale » et c'est pas cher).

Voilà un homme *bréviligne aux mâchoires marquées, teint rouge et traits sthéniques.*

Il a 50 ans, une entreprise de maçonnerie qui tourne car il met la main à la « pâte », il encourage ses ouvriers tout en étant très humain, les rémunérant convenablement. Il prend ses repas avec ses ouvriers ; c'est le patron « copain » mais ferme. C'est un homme qui a l'intelligence des choses matérielles.

Il est âgé de 45 ans et vient vous voir car il se fatigue plus vite ; il s'essouffle même un peu et son fils ironise sur son embonpoint abdominal naissant.

Quant à sa femme, elle lui fait remarquer sans méchanceté que les nuits ne sont plus ce qu'elles étaient ; bref il se sent vieillir...

Inutile de lui faire des discours ou un réglage alimentaire « bon pour une femmelette ». Ce qu'il veut ?

« DEUX OU TROIS TRUCS POUR LE REMETTRE EN FORME. »

Il faudra lui conseiller :

A. le soir, pas d'alcool, car, au repas de midi, il n'accepterait jamais de ne pas boire avec « son équipe de travail » ;

B. au repas de midi, remplacer souvent les charcuteries par des crudités ; de plus ce sera fromage *ou* dessert ; on évitera les deux ;

C. *sur les crudités au repas du soir :*
(non au repas de midi car devant ses ouvriers, de quoi aurait-il l'air ?)
- 1 à 2 cuil. à soupe d'huile première pression à froid de noix ou carthame ;

D. *milieu du repas du soir, très mastiquée(s) :*
1 à 2 cuil. à soupe SOYAL SARGASSE (pure lécithine) ;

E. *tous les samedis, jour de repos :*
diète aux fruits frais.

A présent nous voici en présence d'une jolie femme de 50 ans. Elle peut être de type longiligne ou relativement replète mais ce qui retient l'attention, *c'est son teint très mat, ses sourcils et ses yeux noirs.*

Ce type de femme est sujet aux fibromes, kystes divers, mastoses, proliférations.

Ces femmes ont un goût prononcé pour les stimulants qui induisent avec le temps chez elles un déséquilibre œstrogènes (+) progestérone (−) favorable à la pathologie génitale et mammaire.

Dans ces cas précis, nous conseillerons :

1. *activité physique journalière ;*
2. *réduction des stimulants ;*
3. *midi et soir sur les crudités :*
   1 cuil. à café pure d'huile de Germe de blé Ritters pour tenter de réguler l'axe hypophyso-ovarien ;
4. *diète rythmée*
   au velouté de légumes et de pommes de terre.

Les femmes dont le visage a des pommettes très saillantes et les joues très creuses rappelant assez la forme d'un utérus, « visage utérin », font presque immanquablement des fibromes entre 40 et 60 ans.

On peut bien sûr jouer les esprits forts et rire de cette similitude mais on ne change rien à la VÉRACITÉ D'UN FAIT.

Là encore, les diètes rythmées, la réduction alimentaire globale, la réduction des stimulants et des sucreries, la complémentation avec du P.O.P. (zinc) + huile de germe de blé Ritters (vit. E), l'utilisation du chou, de l'ail (sélénium, germanium) plus les facteurs extra-alimentaires fondamentaux tels l'exercice, l'équilibre émotionnel, etc., parviendront à annihiler ou à réduire l'impact de cette prédisposition morbide redoutable.

Voici un homme de 40 ans (c'est *un maigre très rétracté au teint « mat-clair »*, quarante combats de boxe thaïlandaise gagnés par K.O. ; je le vois en tant qu'ami et patient. En effet il n'a plus

« autant la pêche » selon son expression ; il enseigne dans une salle mais c'est sa rage et sa volonté qui le « font tenir ». Il a maigri et sa tension maxi est à 9, son alimentation est crudivore, il prend des aliments protéiques animaux une fois par jour seulement et sans glucides associés.

Nous lui conseillons :

- une alimentation très équilibrée apportant deux fois par jour crudités + farineux + protéines animales.

Il adopte cette alimentation et continue son entraînement intensif.

Quelques mois après devant les caméras de télévision au Pôle nord, il saute d'un hélicoptère entre les icebergs, descend plusieurs mètres sous l'eau, remonte à la surface et nage.

Voici un exemple de vitalité d'un hyper-rétracté de 40 ans...

Quel Parisien cinéphile ou promeneur de Saint-Germain-des-Prés n'a pas remarqué ces acrobates, ces « avaleurs de feu », ces équilibristes exerçant torse nu, en slip, même en plein hiver PENDANT DES HEURES ?...

Ce sont tous des rétractés, voire des hyper-rétractés dont les muscles roulent sous la peau telle l'ondulation du serpent prêt à bondir et cela sous l'œil admiratif du public bien emmitouflé.

Dans ce dernier exemple, encore une vitalité très élevée allant de pair avec une rétraction sthénique.

l'alimentation en fonction du potentiel digestif

L'alimentation doit tenir compte du potentiel digestif général mais aussi individuel, car tout surmenage de l'appareil digestif a pour l'humain des conséquences très lourdes.

En effet, le ralentissement digestif s'accompagne d'une augmentation de la fermento-putrescence colique et même entérique avec production décuplée de poisons. Ces poisons non détruits par le foie passent dans les humeurs : c'est l'*intoxination.*

Il apparaît comme essentiel de comprendre le mécanisme de cette fermento-putrescence décuplée.

A l'état normal, la quasi-totalité des glucides, des lipides et des protides est absorbée par le grêle. Il ne parvient dans le cæcum et le colon que la cellulose sur laquelle les agents bactériens cellulolytiques libèrent l'amidon intra-cellulaire subissant une fermentation alcoolique avec libération d'anhydride carbonique et une fermentation acide avec libération d'acides citrique, succinique, lactique, propionique, acétique, butyrique, propylique, etc. Certains de ces acides sont volatils (acides acétique, pyruvique, butyrique).

Un autre processus intervient sur la sécrétion muco-protéique du colon — d'ailleurs stimulée par les acides de fermentation — sur les cellules desquamées — 250 g / 24 heures, sur les cadavres microbiens (10 000 milliards de bactéries meurent par 24 heures dans le colon) qui subissent l'action des perfringens, c'est-à-dire la transformation en acides aminés dont une partie est absorbée et dont l'autre partie subira le processus de *putréfaction.*

Par *désamination* des acides aminés il y aura production d'acides gras et ammoniac.

Par *décarboxylation,* production de gaz carbonique et bases aminées plus ou moins toxiques : histamine, tyramine, cadavérine, putrescine, phénol, indol, scatol, etc.

On retrouve aussi dans la flore des individus atteints de cancer du côlon, la présence d'une *clostridie très spéciale* dégradant les sels biliaires en composés cancérigènes puissants (H. G. Hill).

Beaucoup de gaz, hydrogène sulfuré, gaz carbonique, méthane (seulement 30 % des individus pour ce méthane) naissent dans le côlon. La mesure de ces gaz peut servir de test, l'hydrogène éliminé au niveau du poumon est proportionnel à la quantité d'hydrates de carbone non digérés dans le grêle (Levitt).

Sans même utiliser ces techniques de laboratoire, *tout observateur compétent remarquera fréquemment l'odeur de whisky exhalée par les personnes pratiquant une alimentation stricte à base de céréales et légumineuses,* alimentation dite macrobiotique notamment.

On est très frappé de constater *l'extraordinaire fréquence des dermatoses chez les personnes pratiquant une alimentation végétalienne à base de céréales et légumes secs.*

Il existe à Paris un groupe de jeunes gens suivant strictement, ou presque, ce type alimentaire et tous, pour ainsi dire, sont atteints de maladies de peau.

Leur « maître », niant l'intoxication intestinale par les fermentations alcooliques et acides excessives, croit et fait croire à ces jeunes qu'il s'agit de crises de désintoxication.

On peut évaluer la nocivité des poisons intestinaux lorsque l'on sait que, dans le traitement de l'obésité par court-circuit jéjuno-iléal (on laisse seulement 30 à 50 cm de jéjunum et autant d'iléon), on observe 5 % de décès tardifs par cirrhose (J. J. Bernier).

Dans ces cas, la *cirrhose* s'explique par une certaine malnutrition mais surtout *par intoxination par les poisons intestinaux,* le raccourcissement considérable du grêle s'accompagnant d'une production intensive de poisons par perturbation de la flore.

Dans 12 à 20 % des courts-circuits jéjuno-iléaux, on observe entre autres complications la *polyarthrite,* ce qui à notre sens est dû à l'intoxination mais aussi et principalement à la colonisation articulaire par des bactéries pathogènes provenant de la « *mutation » de certains saprophytes intestinaux en espèces pathogènes.*

Heureusement *dans des conditions normales, ces poisons absorbés sont détruits au niveau du foie par oxydation et par glycuro- et sulfo-conjugaisons.*

Mais dans certaines conditions d'*alimentation incorrecte,* la digestion se ralentit, la fermento-putrescence et la production de poisons se décuplent.

Cela commence avec *l'hypochlorhydrie qui entraîne la pullulation dans le grêle de germes microbiens de types fécaux* (La Flore intestinale, J. Paris).

Le mal s'aggrave encore du fait que l'hypochlorhydrie diminue l'élaboration des hormones duodénales, notamment :
— la cholécistokinine commandant la vidange vésiculaire,
— la sécrétine commandant la sécrétion aqueuse et bicarbonatée du pancréas,
— la pancréozymine commandant la sécrétion enzymatique du pancréas.

Là encore, l'insuffisance des sécrétions pancréatiques et biliaires va produire le ralentissement digestif et l'augmentation des fermento-putrescences du duodéno-jéjuno-iléon.

Enfin, le ralentissement entraîne le passage dans le cæcum de particules alimentaires indigérées qui ne lui sont pas normalement destinées. Là encore, nous aurons une augmentation pathologique de la fermento-putrescence avec libération massive de toxines.

Dans ces conditions, il s'ensuit non seulement une imprégnation massive des structures digestives, du pancréas et du foie, mais encore une imprégnation de l'organisme car le foie sera « dépassé » dans sa fonction détoxinante.

Le rôle du TISSU LYMPHOÏDE INTESTINAL et des CELLULES DE KUPFER DU FOIE est déterminant car *si ces cellules sont très efficientes, même avec une production décuplée de poisons due aux fermento-putrescences excessives, il n'y aura pas intoxication de l'organisme. LES POISONS SERONT DÉTRUITS avant leur passage dans les humeurs.*

Par contre, même si la digestion est excellente, même s'il n'y a pas production excessive de poisons intestinaux, si la fermento-putrescence est normale, la déficience de la fonction antitoxinique intestino-hépatique ne permettra pas la destruction d'une quantité normale de poisons intestinaux.

En termes clairs, *dans une digestion correcte avec faible production de poisons, si le pouvoir détoxinant est faible, l'intoxination (dermatoses, catarrhes, arthrose, etc.) devient possible.*

Cette déficience du pouvoir détoxinant du tissu lymphoïde

intestinal et des cellules de Kupfer hépatiques est causée fréquemment par :

— L'INTOXICATION ALCOOLIQUE ET TABAGIQUE PRÉ- OU POST-NATALE ;
— L'UTILISATION DE MÉDICAMENTS CONTENANT DES MÉTAUX OU MÉTALLOÏDES TOXIQUES (PLOMB, ARSENIC, MERCURE, BISMUTH, OR, ETC.) ;
— L'UTILISATION PROLONGÉE DE MÉDICAMENTS À BASE DE MOLÉCULES DE SYNTHÈSE INAPTES À ENTRER DANS LES CHAÎNES MÉTABOLIQUES NORMALES ;
— L'UTILISATION MENSUELLE OU BI-MENSUELLE D'ANTIBIOTIQUES POUR LES INFECTIONS À RÉPÉTITION ;
— Mais le plus souvent L'INTOXINATION est le fait d'un FOIE « DÉBORDÉ » dans sa fonction antitoxinique par une surproduction de poisons intestinaux en rapport avec le ralentissement digestif.

causes du ralentissement digestif

Il y en a quatre essentielles :

A — *Utilisation d'inhibiteurs de digestion*
— chewing-gum,
— sirops,
— bonbons,
— sodas, limonades, boissons à base de cola,
— boissons alcoolisées en général et vin en particulier,
— fruits et tomates aux repas comprenant des glucides.

B — *Utilisation d'aliments surindigestes*

— lait UHT ou stérilisé,
— café au lait,
— mueslis,
— miel,
— charcuterie,
— certaines pâtisseries,
— confiture,
— pizzas,
— raviolis,
— pain d'épice.

C — *Suralimentation en général et glucido-lipidique en particulier*

— utilisation importante de légumineuses (soja, haricots secs, pois secs, etc.),
— excès de pain,
— excès de riz, millet, sarrasin ou autres céréales,
— excès de pommes de terre ou autres tubercules,
— abus d'huile dans les crudités,
— abus de matières grasses en cuisine,
— abus d'oléagineux.

D — *L'alimentation continue ou grignotage*

— *soit par perturbation psychologique et grignotage de compensation ;*
— *soit par insatisfaction gustative ;*
— *soit par carences dues aux régimes et systèmes alimentaires sévères ;*

- les crudivorismes et leurs carences glucidiques et protidiques,
- le végétalisme et ses carences protidiques, vitamine D 3 et B 12,
- la macrobiotique avec ses carences protéiques et vitaminiques (C — B 12 — D 3)

entraînent une faim permanente due aux carences ; l'individu grignote tout le temps : c'est « l'alimentation continue » génératrice d'indigestion-intoxination.

En effet, un certain temps après la fin d'un repas, l'organisme programme la digestion en fonction de la nature biochimique des aliments présents dans l'estomac. Prendre des aliments quels qu'ils soient (carré de chocolat, biscuit, fruit, bonbon, etc.,) une heure ou deux ou trois heures après la fin d'un repas change la nature biochimique du bol alimentaire, DÉPROGRAMME LA DIGESTION qui était au stade F ou Y et oblige à repartir au stade A ou B, créant une fatigue considérable pour l'organisme et le ralentissement digestif générateur d'indigestion-intoxination, cause fondamentale des pathologies.

Voyons maintenant, de façon succincte, l'action de l'INDIGESTION CHRONIQUE DANS QUELQUES MALADIES COURANTES.

les dermatoses et catarrhes chroniques

L'eczéma, le psoriasis, l'acné, les bronchites chroniques, l'asthme, les métrites, les salpingites, etc., sont dus à l'indigestion chronique.

En effet, lorsque le foie reçoit non seulement les poisons de la fermento-putrescence colique mais aussi les poisons de la fermento-putrescence entérique causée par l'installation dans le grêle d'une flore de type fécal, **il se trouve débordé dans sa fonction détoxinante.** C'est alors le passage dans les humeurs de poisons intestinaux.

Dans ce cas, la force vitale intelligente crée une *maladie soupape :* dermatose ou catarrhe, protégeant la vie par détoxination de l'organisme.

Dans le cas de l'acné, des bronchites, des métrites, des salpingites, un processus infectieux *secondaire à l'intoxination et en provenance du tube digestif vient compliquer le tableau.*

Si l'on instaure une alimentation équilibrée et naturelle excluant les facteurs d'indigestion-intoxination (inhibiteurs de digestion, aliments surindigestes, suralimentation glucido-lipidique), ces maladies se guérissent en général rapidement.

Les seuls cas où la guérison sera assez difficile seront ceux où l'intoxination ne provient pas d'un excès dans la production de poisons intestinaux, mais d'une déficience de la fonction antitoxinique du foie qui se trouve incapable de détruire une quantité, disons normale, de poisons en rapport avec une alimentation naturelle, mesurée et équilibrée.

Par une alimentation draconienne (alimentation sheltonienne par exemple), on pourrait diminuer à l'extrême la production de poisons intestinaux qui deviendrait équilibrée par rapport aux faibles possibilités détoxinantes du foie, mais la guérison ne s'obtiendrait que corrélativement à une malnutrition grave, cette solution est, bien sûr, à rejeter au profit de thérapies hépatiques douces et naturelles.

les infections

Dès l'instant où la digestion se ralentit, il y a augmentation de la fermento-putrescence colique et apparition dans le grêle d'une pullulation de germes de types fécaux.

La fermento-putrescence s'étale et s'exacerbe sur les huit mètres de longueur du tube digestif.

A la faveur de l'augmentation de la fermento-putrescence, certaines bactéries ou virus au pouvoir pathogène latent voient leur virulence s'exacerber et, grâce à *l'inflammation-érosion* intestinale, pénètrent l'organisme malgré le TISSU LYMPHOÏDE (*follicules solitaires et* plaques de PEYER).

C'est là l'ORIGINE DES INFECTIONS *cardiaques, urinaires, articulaires,* etc.

Bien sûr, dans les états aigus et même chroniques, il est parfois nécessaire d'utiliser des anti-infectieux, mais l'absence de récidive ne s'obtiendra que par la suppression de la cause, c'est-à-dire l'indigestion chronique.

Il faut voir avec quelle rapidité cèdent les infections urinaires, bronchitiques, etc., lorsque l'indigestion est supprimée.

Dans les cas des infections des voies respiratoires, c'est la CONGESTION-INFLAMMATION-INFECTION de la muqueuse digestive qui s'étend de proche en proche jusqu'au PHARYNX et de là gagne, **ascendante,** LA GORGE, LE NEZ, LES SINUS, LES OREILLES et **descendante,** gagne LE LARYNX, LES BRONCHES, LES POUMONS.

Nous pouvons affirmer qu'en une vingtaine d'années, nous avons soigné avec succès par le réglage alimentaire des milliers d'enfants atteints d'asthme, rhino-pharyngites à répétition, sinusites, otites, laryngites, etc.

les rhumatismes infectieux

Le rhumatisme articulaire aigu des enfants, des adolescents, la polyarthrite rhumatoïde **s'améliorent considérablement ou guérissent lorsque l'on régularise la digestion** par l'alimentation conseillée dans ce livre. Bien sûr, au départ le traitement anti-infectieux naturel est nécessaire pour juguler les poussées infectieuses, mais le traitement acquiert de moins en moins d'importance au fur et à mesure que se régularise la digestion sous l'influence d'une alimentation correcte.

Rappelons que lors du court-circuit jéjuno-iléal, 12 à 20 % des opérés sont atteints de polyarthrite rhumatoïde par perturbation de la flore intestinale.

l'arthrose

Cette maladie est causée en partie par **l'intoxication purique** (café, thé, maté, cacao, cola, abats) mais aussi par l'**empoisonnement d'origine intestinale** provoqué par l'indigestion chronique.

En effet, si l'on veut bien vider le tube digestif, le mettre au repos de temps en temps, régulariser la digestion en évitant les inhibiteurs de digestion, les aliments surindigestes, la surcharge alimentaire globale, on obtient de magnifiques résultats dans cette maladie.

Selon J. Bonzel, il est à noter que *certaines souches de staphylocoques* (même Albus et non pourvus de trois enzymes qui, en bactériologie traditionnelle, caractérisent le pouvoir pathogène), et *certaines souches d'Escherichia* semblent pourvues d'enzymes qui interviennent au *niveau des disques vertébraux et altèrent ceux-ci.*

le cancer

Si l'on excepte les cancers du sein, les cancers génitaux où la perturbation psycho-diencéphalo-endocrinienne joue un rôle majeur et si l'on excepte également les cancers pulmonaires dus au tabac, on s'aperçoit que la **quasi-totalité des cancers touche le tube digestif et les glandes annexes.**

Comment expliquer ce phénomène capital que semblent ne pas souligner les chercheurs de laboratoires ?

On sait que les cancéreux ont un tube digestif délabré et souffrent d'une exceptionnelle fermento-putrescence intestinale.

On comprend que l'empoisonnement, le « bain » et l'imprégnation toxiniques permanents des structures digestives, du pancréas et du foie finissent par cancériser ces organes.

Or ce bain toxinique des structures digestives et glandes annexes est provoqué par l'empoisonnement gastro-intestinal dû lui-même à l'indigestion chronique.

L'indigestion chronique est causée principalement par :

— *les inhibiteurs de digestion,*
— *les aliments surindigestes,*
— *la surcharge glucido-lipidique,*
— *l'alimentation continue.*

Le mal est aggravé du fait de la *carence en fibres* — le poids des selles de l'*Africain* sur une durée de 24 heures est de *350 g,* le poids moyen des selles sur une durée de 60 heures est de *150 g* pour l'*Européen,* il y a donc FÉCALO-CONCENTRATION **chez l'Européen et contact maximal des composés cancérigènes avec la muqueuse.**

De plus, la durée moyenne de transit est de *24 heures chez l'Africain, de près de 50 heures chez l'Européen : la durée du contact avec les composés cancérigènes est donc manifeste.*

Corroborant nos observations, les examens coprologiques (examens des selles) mettent en évidence la présence d'une clostridie très spéciale dégradant les sels biliaires en composés cancérigènes puissants dans le cas de cancer du colon.

Pourtant, à notre sens, ce sont non seulement les composés cancérigènes provenant d'une dégradation pathologique des sels biliaires qui sont cancérigènes, mais **l'ensemble des poisons intestinaux lorsqu'il y a stagnation des matières fécales** (quelle qu'en soit la cause), ou **surproduction de poisons intestinaux par le fait**

— des inhibiteurs de digestion,
— des aliments surindigestes,
— de la surcharge alimentaire globale,
— l'alimentation continue.

Citons enfin les travaux de C. Kousmine (*Soyez bien dans votre assiette,* Éditions Tchou). Ce médecin a observé que les souris cancéreuses supportent des doses de poisons intestinaux mortelles pour les souris saines, **la tumeur apparaissant comme un véritable abcès de fixation pour les poisons intestinaux.**

De plus, ce médecin a fait, lors d'opérations, des prélèvements aseptiques de tissus tumoraux.

Dans les cultures parfois difficiles et ayant nécessité plusieurs repiquages, le laboratoire spécialisé qui s'en est chargé *a trouvé régulièrement des bactéries, hôtes habituels de l'intestin : colibacilles, corynebactéries, etc.*

les différentes formes de leucémie

Le taux normal de leucocytes est de 6 à 8000 par mm^3 de sang ; ce taux varie peu lors d'une digestion correcte.

Lorsque l'alimentation est riche en conserves, charcuteries, café au lait, confiseries du commerce, sirops, sodas, limonades, bonbons, café, thé, cacao, cola ; en un mot, lorsque l'alimentation est **malsaine et indigeste,** le taux des leucocytes augmente progressivement à 9000, 12000, 15000, 20000 et plus par mm^3 de sang pendant les périodes digestives ; **il s'agit d'un mécanisme de défense contre les toxiques ingérés et les poisons intestinaux.**

Si ce mécanisme de défense se produit 3 fois par jour et 365 jours par an, la leucémie s'installe progressivement.

les maladies cardio-vasculaires

L'ARYTHMIE, la TACHYCARDIE sont souvent provoquées par les flatulences surélevant le diaphragme et déviant l'axe cardiaque, créant ainsi des troubles réflexes du rythme.

Je me souviens de Mme F. On devait lui faire une thyroïdectomie partielle pour une tachycardie grave. En quelques jours d'un petit réglage alimentaire, tout est rentré dans l'ordre. Dix ans après, pas le moindre retour des troubles.

l'angor

La maladie coronarienne peut, bien sûr, être causée par l'infiltration vasculaire athéromateuse due à la surcharge glucido-lipidique mais *des crises vaso-constrictrices répétées* au niveau des coronaires peuvent créer l'ischémie et des nécroses cardiaques.

L'infarctus est souvent causé par ce mécanisme dont les

sources sont au niveau *biliaire, digestif* et surtout *pancréatique* (voir : *La Maladie coronarienne d'origine pancréatique,* de A. Lévy).

L'hypertonie vésiculaire due à la nécessité de vaincre un obstacle cystique ou oddien (souvent fermeture ou dyskinésie oddienne) provoque une inversion du flux biliaire avec mise en tension des voies biliaires.

C'est au moment même du reflux biliaire et de l'hypertonie vésiculaire que se déclenche la douleur angineuse qui se dissipe au moment même où cesse la distension des voies biliaires ainsi que le prouve l'instantané radiographique.

L'ulcère du duodénum évolue parfois dans un silence abdominal quasi complet avec, pour seule manifestation clinique, des crises coronaro-constrictrices ainsi que le prouve l'étude de A. Lévy.

Mais c'est surtout l'œdème ou l'inflammation ou la congestion du pancréas, *la pancréatite qui, par la distension mécanique de la loge fibreuse duodéno-pancréatique richement innervée, va générer des crises réflexes vaso-motrices répétées au niveau des coronaires.*

Cette pancréatite évolue souvent dans un silence abdominal complet.

En effet, bien des crises d'angor évoluent sur un arbre coronarien intact, sans lésions athéromateuses et, si le praticien recherche l'atteinte pancréatique, il la retrouvera fréquemment.

Bien entendu, si les crises de sténo-cardie sont modérées en intensité et si l'arbre coronarien est sans lésions, ce sera sans doute le « silence cardiaque », mais si les crises atteignent un certain paroxysme, elles peuvent à elles seules créer l'ischémie et des nécroses.

S'il y a de plus processus athéromateux, les crises vaso-constrictrices répétées causeront la rupture d'une plaque athéromateuse ou d'une zone de l'intima devenue friable et ce sera le drame (A. Lévy).

Si l'on tient compte que le pancréas a une action importante dans le métabolisme des glucides et des lipides dont les perturbations sont facteur d'athérome, on concevra facilement la nécessité de ménager cet organe.

Or quelles sont les causes des pancréatites ?

Ce sont **les intoxications alcoolique et tabagique** ou la pénétration dans le Wirsung soit du chyme alimentaire, soit d'une flore pathogène due à **l'indigestion chronique.**

N.B. Contrairement à une idée très répandue, LES ULCÈRES GASTRIQUES ET DUODÉNAUX ne sont pas tous dus à l'hyperchlorhydrie, mais souvent à L'HYPOCHLORHYDRIE, entraînant fermentations et putréfactions stomacales.

Ce sont les toxines nées des fermentations et putréfactions qui progressivement ulcèrent la muqueuse gastrique ou duodénale. On ne guérit pas ces ulcères par les plâtrages alcalins, mais ils peuvent l'être par *l'acide chlorhydrique soigneusement dosé associé au réglage alimentaire.*

une expérience fondamentale pour comprendre la genèse des maladies

Voici un eczémateux, un bronchiteux, un rhumatisant.

Vous les alimentez de la façon suivante :

Midi et soir

400 g de pommes de terre + 100 g d'omelette, de viande *ou* de fromage + 1 cuil. à café de miel + un fruit.

LA MALADIE STAGNE OU S'AGGRAVE

Vous les alimentez de la façon suivante :

Matin

2 cuil. à café de miel

Midi

800 g de pommes de terre

17 h.

2 fruits

Soir
200 g d'omelette, de viande ou de fromage.

LA MALADIE S'AMÉLIORE OU DISPARAÎT

explication
Les malades ont reçu les mêmes aliments en même quantité mais, dans le deuxième cas, on a facilité la digestion et diminué la fermento-putrescence, **cause de l'intoxination responsable des maladies.**

attention. Il s'agit d'une EXPÉRIENCE. L'alimentation dissociée ne devra pas être poursuivie car risque de carences graves par augmentation de la néoglucogenèse hépatique à partir des substrats protéiques.

une autre expérience fondamentale

Après avoir guéri un enfant de ses rhino-pharyngites à répétition ou de sa bronchite chronique par l'alimentation préconisée dans ce livre, *vous pourrez à volonté* (avec l'accord de l'enfant et des parents bien sûr) REPRODUIRE LA MALADIE avec la plus grande facilité, simplement par exemple en donnant le matin :

café au lait + pain et miel

en ajoutant aux repas du midi et du soir des sirops et des tomates, et en donnant au goûter les composants semblables à ceux du petit déjeuner.

Après deux ou trois expériences, vous pourrez non seulement *guérir ou produire la maladie en jouant sur le clavier alimentaire, mais vous pourrez même PRODUIRE LA MALADIE LE JOUR PRÉCIS OÙ VOUS L'ANNONCEZ 1 mois avant,* **et cela quelles que soient les conditions climatiques...**

Par ces deux expériences aussi rigoureuses que des expériences de laboratoire, *nous prouvons irréfutablement la justesse de nos conceptions* quant au rôle de l'intoxination et de l'infection d'origine digestive dans la genèse des maladies.

En conclusion, nous tenons compte dans nos réglages alimentaire, d'une alimentation évitant le surmenage digestif générateur d'une pathologie allant du simple rhume aux plus graves dégénérescences.

l'alimentation en fonction du potentiel oxydant

Nous vous présentons deux photos (n° 5, voir annexe, p. 338) :

un *garçon taillé en hercule* TRÈS ROUGE, TRÈS RÉSISTANT AU FROID ET À L'EFFORT ;
une *jeune femme très maigre,* TRÈS PÂLE, TRÈS FRILEUSE, TRÈS FATIGABLE.

Le premier, s'il manque de fruits et s'il abuse de farineux, fera invariablement, entre 45 et 65 ans, une maladie cardio-vasculaire.

La seconde, si elle mange des fruits même modérément, va décupler sa fatigabilité, sa frilosité et, si cette consommation atteint 200 g de fruits par jour en moyenne, elle développera le SYNDROME DE FRUGIVORE (voir « Le crudivorisme » au chapitre « Étude critique des systèmes alimentaires »).

Le premier a besoin de 1 à 2 kg de fruits par jour, la seconde doit s'en abstenir totalement et trouver ses vitamines, minéraux, ses oligo-éléments dans les crudités-légumes.

Le premier dispose d'un *pouvoir exceptionnel de combustion des acides citrique, tartrique, malique, etc.*

Chez la seconde, *ce pouvoir de combustion des acides est totalement absent.*

Le premier doit *veiller à ne pas absorber trop de farineux, féculents, graisses car ses possibilités oxydantes sont moyennes,* et tout abus entraînera avec le temps l'obésité et les maladies cardio-vasculaires.

La seconde possède *des possibilités oxydantes très marquées vis-à-vis des glucides et des lipides ;* elle doit faire cinq petits repas par jour, sinon elle s'évanouit et maigrit « aussi vite que neige fond au soleil ».

Le premier est le *client rêvé* d'un « naturo » partisan du *CRUDIVORISME ;* la suppression ou réduction des farineux et féculents, l'augmentation de la consommation de fruits va le mettre dans *une forme splendide.*

La seconde est un *cauchemar* pour le « naturo » partisan du *CRUDIVORISME ; elle perdra 1 kg par 24 heures et fera syncope sur syncope et la cachexie sera extrêmement rapide.*

J'ai, bien sûr, choisi des exemple extrêmes, mais ils ont le mérite de montrer tout le doigté qu'il faut lorsque L'ON OSE MODIFIER CE QU'IL Y A DANS L'ASSIETTE D'UN ÊTRE HUMAIN qui, ne l'oublions pas, est non seulement unité mais, selon les mots d'Alexis Carrel, UNICITÉ.

l'alimentation en fonction des climats

A première vue, il apparaît logique de réduire les apports en aliments glucidiques et lipidiques dans un climat chaud. Néanmoins, cette approche doit être très nuancée car, soumis à une activité physique intense, **un homme combure probablement autant par climat chaud que par climat froid.**

Mais admettons que *l'activité physique soit très réduite sous CLIMAT CHAUD OU TRÈS CHAUD :* nous pensons alors que l'alimentation suivante est assez correcte :

Matin et 17 h

Fruits frais + fromage blanc ou un œuf coque.

Midi et Soir

(Selon tolérance gastro-entéro-colique et selon importance de la chaleur)
100 à 300 g de crudités-légumes variées.

+

(approximativement selon « format », habitudes acquises, importance de l'exercice, etc.)
75 à 125 g d'œufs *ou* viande *ou* poisson.

+

(selon importance du poids, de l'activité physique, de la thermie extérieure, etc.)
125 à 250 g de tubercules *ou* céréales *ou* pain

+

(si l'on ne peut s'en passer)
mini-dessert sucré

+

Mont-Rocous ou Volvic.

si le climat est chaud et sec

c'est-à-dire relativement stimulant, il faudra se méfier d'un *excès d'activité physique au soleil surtout chez l'individu de type congestif, ce type d'homme devra consommer abondamment des fruits le matin et à 17 h et réduire considérablement au déjeuner et au dîner les apports en farineux, féculents, sucres, graisses.*

Il a aussi intérêt à supprimer ou réduire de façon drastique l'alcool sous toutes ses formes.

Sous un climat chaud et sec l'excès de farineux, féculents, sucreries, corps gras associé à une consommation d'alcool et à une insuffisance de fruits frais conduit quasiinévitablement à l'hypertension, l'infarctus, l'hémiplégie, etc.

si le climat est chaud et humide

il s'ajoute aux risques précédents ceux des *infections* (aiguës ou chroniques) *du grêle ou du côlon* avec *altération profonde de l'état général,* il faudra veiller (cela va de soi) à la **désinfection et au « déparasitage » de tout aliment consommé cru** mais aussi éviter soigneusement : (voir le chapitre : « L'alimentation en fonction du potentiel digestif »).

A. **les inhibiteurs de digestion**

B. **la surcharge alimentaire globale**

C. **l'« alimentation continue » ou grignotage**

D. **les aliments surindigestes**

Car ces quatre facteurs, même si l'alimentation est soigneusement désinfectée et déparasitée, peuvent induire sous climat chaud les plus graves infections.

si le climat est froid ou très froid

l'alimentation de base nous semble devoir être modulée de la façon suivante :

Matin

INFUSION *ou (pour ceux qui n'aiment pas cette boisson)* café léger *ou* thé léger *ou* cacao non composite (à l'eau) + pain + 60 à 120 g de fromage *ou* 1 à 2 œufs coque.

Midi et Soir

(selon importance du froid)
50 à 100 g de crudités-légumes variées

+

(selon « format », habitudes acquises, dépensivité physique, etc.)
75 à 125 g de viande *ou* poisson *ou* œufs *ou* fromage (30 à 50 % matières grasses max.)

+

(selon format, activité physique et importance du froid)
250 à 500 g de tubercules, céréales ou pain

+

(si l'on ne peut s'en passer)
mini-dessert sucré

+

Volvic ou Mont-Rocous + si l'on y tient, un peu de très bon vin.

17 h

30 à 100 g de dattes ou figues ou pruneaux.

N.B. Si ce panorama alimentaire comporte au petit déjeuner 100 à 120 g de fromage ou deux œufs, les apports protéiques du soir pourront être réduits, surtout si l'activité physique au froid est peu importante.

si le climat est froid ou très froid et sec

ce climat est stimulant ; il y a risque d'une **dépensivité physique excessive.**

Sous climat très froid, cette dépensivité physique excessive due à la *stimulation de l'air vif et froid* peut produire chez les individus à mauvais self-control **une chute brutale de la température centrale et ses conséquences... ;** il est bon d'en tenir compte.

si le climat est froid et humide

c'est-à-dire malsain, il prédisposera **aux infections des voies respiratoires et à l'arthrose.**

Il y a trois causes fondamentales aux infections des voies respiratoires :

1. L'INDIGESTION CHRONIQUE
2. LE MANQUE DE REPOS ET SOMMEIL
3. LE FROID HUMIDE

La première de ces causes **génère l'infection à partir du tube digestif** (voir le chapitre « l'alimentation en fonction du potentiel digestif ») ; cette cause est facile à supprimer.

La seconde de ces causes peut **créer l'infection par l'affaiblissement du système immunitaire ;** cette cause peut être aussi supprimée en organisant correctement sa vie.

Seule la troisième cause fondamentale, le froid humide, ne peut être supprimée mais SEUL, LE FROID HUMIDE, *sans l'aide,* si on l'ose dire, de l'indigestion chronique et de l'insuffisance de repos et sommeil, cette cause (contrairement à l'opinion du grand public et même du corps médical) perd 75 % de son impact.

Dans 95 % des cas par le réglage vital et alimentaire, j'ai pu supprimer les infections aiguës et chroniques et à répétition des voies respiratoires de mes patients, sans leur demander le changement d'habitat ou de climat.

une précision très importante

Plus le climat est froid, **plus la réduction des fruits frais sera importante pour arriver à leur suppression en climat très froid.**

(Les vitamines hydrosolubles, complexes vitaminiques C compris, seront trouvées dans les crudités-légumes.) Le fruit (abondant en climat chaud, rare en climat froid, ce qui est déjà une indication) diminue la résistance au froid et décuple la sensibilité aux maladies dites à frigore car **plus il fait froid moins l'organisme est capable de comburer les acides fruitariens et plus il doit donner ses bases minérales pour neutraliser les acides non comburés, ce qui se solde par une dévitalisation générale** (voir le syndrome du frugivore au chapitre « Étude critique des divers crudivorismes »).

Peut-être trouvera-t-on mon interprétation critiquable mais les faits sont indiscutables :

EN CLIMAT FROID, LES FRUITS DÉCUPLENT LA FRILOSITÉ, LA FATIGABILITÉ ET LA SENSIBILITÉ AUX INFECTIONS DES VOIES RESPIRATOIRES.

Pour l'arthrose, nous sommes beaucoup plus réservés ; *la suppression des causes générales et alimentaires :* épuisement nerveux, sédentarité, carence d'apports en vitamines, minéraux, oligo-éléments, amino-acides, l'excès de stimulants, l'intoxination, etc., à laquelle on ajoutera la supplémentation avec farine d'os, P.O.P., VIDEAROLA peut ne donner qu'une amélioration de 50 %, voire moins.

Dans ce cas précis, si l'habitat est très froid et humide, l'importance de ce facteur est telle qu'il faudrait un changement d'habitat, ce qui est souvent problématique pour les personnes âgées.

l'alimentation
en fonction
des habitudes

Durant de longues années, je fus un inconditionnel de la suppression des stimulants : thé, maté, café, alcools divers, cacao, tabac, etc.

En effet, on le sait, les stimulants sont très riches en méthylxantines et un auteur canadien, Raymond Barbeau, les accuse d'être la cause fondamentale des cancers ; d'innombrables expériences ont prouvé leur action mutagène au niveau des chromosomes et leur action perturbatrice de la respiration cellulaire.

De plus, comme chacun le sait, toute stimulation est suivie d'une dépression qui sera proportionnelle en intensité et en durée à la stimulation. C'est donc tout le contraire des boissons d'épargne ainsi que certains les ont très mal nommées.

Pour ma part, je soupçonne la caféine, la théophylline, la théobromine, la nicotine d'être des chélateurs d'oligo-éléments.

Alors, condamnation sans appel ?

Certainement pas !

En effet, comment ne pas remarquer ce paradoxe ; nous refusons ces petites joies à nos patients, *nous leur « bloquons » leur vie sociale* alors que nous-mêmes (soyons honnêtes) sommes incapables, l'un de s'abstenir du petit café matinal, l'autre de ses chocolats, l'autre de son verre de Bordeaux, etc.

Allons-nous demander hypocritement à nos patients ce que nous, « praticiens avertis », sommes incapables de faire ?

De plus est-on si sûr de la nocivité des stimulants ? N'y a-t-il pas une habitude acquise, une **adaptation de la part de l'organisme ?**

Comment ne pas être frappé par le fait que *pratiquement tous les centenaires ont durant leur vie utilisé ou* UN PEU *de café ou* UN PEU *de vin ou* UN PEU *de chocolat ?...*

Et ces expériences de laboratoire sont-elles extrapolables à l'humain ?

Faites sur des cellules ISOLÉES d'un organisme, donc NON CONTRÔLÉES par le système neuro-végétatif, avec de la caféine pure ou de la théophylline ou théobromine PURE, c'est-à-dire des méthylxanthines chimiquement pures qui n'ont RIEN OU PEU À VOIR avec ces mêmes éléments INCLUS DANS UN COMPLEXE VÉGÉTAL TOTAL (comme le thé, le café, le cacao) contenant une INFINITÉ D'AUTRES COMPOSANTS capables d'en modifier le métabolisme dans un organisme vivant, ces expériences doivent être interprétées avec la plus grande prudence.

Et puis si nous considérons notre patient, son psychisme, son organisme...

SON PSYCHISME TOUT D'ABORD ; est-il bon et a-t-on le droit de perturber parfois gravement l'individu qui utilise *en petites quantités* des stimulants de bonne qualité ?

EST-CE QUE LE « bienfait » physiologique escompté peut être mis en balance avec la perturbation psychologique parfois considérable ?

SON ORGANISME ENSUITE ; l'utilisation d'un stimulant contenant un élément toxique pour l'organisme (s'il était atoxique il ne stimulerait pas) déclenche dans cet organisme des processus de défense (survoltage nerveux, accélération de la circulation) générateurs d'euphorie. Phénomène qui fait apprécier et rechercher le stimulant.

Si le stimulant est utilisé depuis faible date, il n'y a aucun inconvénient à le supprimer progressivement dans le cas où le patient est d'accord, ce qui démontre que le stimulant est simplement pris par habitude.

Si le patient est TRÈS ATTACHÉ au stimulant, si ce dernier est de BONNE QUALITÉ et pris en PETITE QUANTITÉ, si le stimulant ne semble pas produire de NUISANCE MANIFESTE et surtout... si le stimulant est absorbé depuis DIX, TRENTE, CINQUANTE OU SOIXANTE ANS, il ne faut pas le supprimer car, dans ces cas, l'organisme serait très perturbé.

Nous pensons (et nous l'avons déjà signalé dans nos précédents livres) que **l'organisme avec le temps « investit » la caféine, la théophylline, la théobromine d'une valeur hormonale ou d'une**

action sympathomimétique ou parasympathomimétique selon les individus.

Supprimer alors les stimulants va créer non seulement une **perturbation sociale et psychique mais des troubles organiques** tels que CONSTIPATION, BRADYCARDIE, HYPOTENSION, ŒDÈMES, etc.

Pour le VIN de qualité pris modérément depuis des dizaines d'années, la suppression est non moins dangereuse ; si un organisme s'est habitué à UTILISER LE VIN COMME APPORT PRÉFÉRENTIEL DE FER, une anémie ferriprive suivra, même si l'on apporte des aliments riches en fer (épinard, ortie, persil).

On ne change pas comme cela un métabolisme marqué par l'empreinte du temps.

l'alimentation en fonction du travail

Qu'il s'agisse du travail PHYSIQUE OU INTELLECTUEL OU MIXTE, l'alimentation qui permet *d'éviter ou de réduire considérablement la fatigue est la suivante :*

PETIT DÉJEUNER

1/2 à 1 verre de jus de légumes fraîchement pressé « chambré »

+

(selon format, habitudes et intensité du travail)
1 à 2 œufs *ou* 60 à 120 g de viande froide *ou* 60 à 120 g de fromage 30 à 40 % MG

+

pain

+

eau de Mont-Rocous ou Volvic

+

(si très longue habitude de ces boissons)
café *ou* thé léger

DÉJEUNER ET DÎNER

Crudités variées *ou* salade verte

+

pommes de terre *ou* pâtes *ou* riz *ou* légumes verts

+

60 à 120 g (selon format individuel) viande *ou* poisson *ou* œufs

+

(seulement si l'on a encore faim)
un peu de fromage *ou* dessert sucré (tarte aux fruits, crème caramel, flan, semoule au lait)

+

Mont-Rocous *ou* Volvic

+

(selon habitude) 1/2 à 1 verre de très bon VIN BIO.
N.B. Le pain n'est nécessaire que si absence de pommes de terre, pâtes, riz.
N.B. Le dîner pourra ne comporter que peu ou pas d'aliments protéiques (œufs, fromage, poisson, viande), si l'activité physique est peu intense, le climat chaud, l'habitude d'un repas peu protéiné le soir, etc., et *surtout si le fait de prendre peu ou pas d'aliment protéique le soir ne s'accompagne d'aucune baisse du TONUS physique et intellectuel, cela étant le principal critère.*

GOÛTER

Été et mi-saison

(Selon le format individuel, le temps chaud ou froid relatif, la frilosité ou l'absence de frilosité individuelle, etc.)
50 à 500 g de fruits frais de pays.

Hiver

50 à 200 g de fruits frais pour les non-frileux
ou
1/2 à 1 verre de jus de légumes pour les autres.

Ce type d'alimentation composé de trois repas équilibrés par jour possède les avantages suivants :

1. *Il* ÉVITE *les inhibiteurs de digestion, les aliments surindigestes, la surcharge alimentaire globale* qui, en ralentissant la digestion, *monopolisent un apport sanguin et une énergie vitale considérable sur le plan digestif* et créent : somnolence, inattention, baisse du tonus psychique et physique, malaises divers allant des nausées à l'impression d'ivresse (fermentations alcooliques dans le tube digestif) [voir chapitre : « L'alimentation individualisée en fonction du potentiel digestif »].

2. *Petit déjeuner, déjeuner et dîner comportent une association glucides-lipides-protides,* ce qui permet un PASSAGE RÉGULIER DU GLUCOSE DANS LE SANG *du fait d'une digestion non inhibée mais progressive de ces aliments.*

LA GLYCÉMIE est ainsi toujours à son OPTIMUM ; *on supprime les à-coups de fatigue par alternance d'hyperglycémie et d'hypoglycémie réactionnelles.*

On supprime la baisse de tonus chez le travailleur manuel mais on supprime également chez l'intellectuel les baisses de rendement, les moments de déprime, d'irritabilité, d'instabilité dûs à une GLYCÉMIE EN DENTS DE SCIE.

Nous partageons pleinement l'opinion d'une nutritionniste américaine, Adelle Davis, lorsqu'elle met l'accent sur l'importance d'un petit déjeuner équilibré. Lorsque le petit déjeuner est composé uniquement de glucides, le glucose qui naît de la digestion de ces aliments passe très vite dans le sang ; la glycémie peut passer en quelques minutes de 80 à 155 mg. L'insuline est alors sécrétée massivement pour réduire cette hyperglycémie soudaine et convertit le glucose (foie, muscles) en glycogène, d'où **hypoglycémie réactionnelle génératrice de fatigue,** d'où sollicitation des surrénales pour reconversion du glycogène en glucose.

Cette alternance en dents de scie de la glycémie est une des causes les plus fondamentales de la fatigue ; elle porte aussi une responsabilité probablement importante dans les accidents de la route.

Seuls deux à trois repas journaliers parfaitement équilibrés permettent d'éviter cette « danse folle » de la glycémie et la fatigue sous toutes ses formes.

3. L'organisme stocke peu ou pas certaines vitamines (C), peu les amino-acides. IL APPARAÎT DONC NÉCESSAIRE DE fournir tous les nutriments, vitamines, minéraux, oligo-éléments, glucides, lipides, protides sous forme *d'une alimentation équilibrée apportant au moins à deux repas journaliers :*

Crudités + farineux *ou* féculents + viande *ou* poisson *ou* œufs *ou* fromage.

D'autre part *l'observation semble prouver que c'est seulement ainsi que l'assimilation au niveau cellulaire est la meilleure.*

Nous devons pourtant préciser que certaines personnes, **même si le repas du soir est très léger** et même sans aliment protéique ou simplement réduit à des crudités ou à un potage de légumes, ne PEUVENT DIGÉRER DANS LA MATINÉE et *la prise d'un petit déjeuner déclenche alors chez ces personnes* INDIGESTION, NAUSÉES, FATIGUE, HYPERTENSION, etc.

Il faudra donc tenir compte dans la pratique des « RYTHMES MÉTABOLIQUES » PROPRES À L'INDIVIDU.

L'alimentation du travailleur manuel doit-elle présenter des différences par rapport à celle de l'intellectuel ? Il est certain que cette schématisation ne correspond pas toujours à des réalités ; un travailleur manuel doit parfois « tirer des plans », calculer certains gestes, réfléchir à certaines opérations, etc. L'intellectuel doit parfois faire des allées et venues d'un service à un autre dix à trente fois par jour... Il peut aussi parcourir des kilomètres, mais en admettant qu'il y ait très forte prédominance du travail manuel ou intellectuel, doit-il y avoir des différences alimentaires précises ?

Nous ne le pensons pas ; le métabolisme général d'un individu représente la demande essentielle en nutriments (glucose, acides gras, glycérol, amino-acides, minéraux, oligo-éléments, vitamines). *Le travailleur manuel, si son activité est de très longue durée, a simplement des besoins quantitatifs un peu plus élevés, et l'intellectuel véritablement très sédentaire des besoins quantitativement un peu plus faibles,* mais toujours dans le RESPECT DE

L'ÉQUILIBRE ALIMENTAIRE et en comparaison avec un individu, disons moyennement actif.

On devra toutefois insister sur l'importance des crudités et des aliments semi-complets dans le cas de l'intellectuel sédentaire et constipé, L'IMPORTANCE DES FIBRES et la CULTURE PHYSIQUE journalière étant évidemment primordiale.

le problème du vin

Au début de ma vie professionnelle, j'étais partisan de la suppression totale du vin quel qu'il soit, piquette ou grand cru.

Aujourd'hui, le temps et les observations aidant, nous sommes plus nuancé.

Il y a cet extraordinaire attachement séculaire au vin et la *panique psychologique que l'on déclenche chez le travailleur de force lorsqu'on lui supprime totalement le vin.*

Bien sûr, il faut absolument supprimer cet horrible vin ordinaire qui « flanque la nausée », ne serait-ce qu'à l'odeur et qui n'a de vin que le nom.

Bourré de « produits chimiques » et « trafiqué à l'extrême », il détruit l'organisme même à petites doses.

Mais le vrai jus de raisin fermenté est-il à supprimer totalement ou simplement à réduire par le « travailleur manuel » ?

Nous pensons maintenant que **l'alcool à très petites doses, par son effet « euphorisant », est peut-être anesthésiant (?), rend certains travaux moins pénibles** et que, l'habitude séculaire aidant, le foie neutralise peut-être assez bien des quantités très modérées d'alcool. Et ceci *d'autant plus facilement que les travaux manuels sollicitent moins le cortex que les travaux intellectuels. Moins monopolisée par le cortex, plus d'énergie vitale est disponible pour le « végétatif »*, donc apte à neutraliser l'alcool. (Un clochard, auquel on donnerait des responsabilités de gestion d'une entreprise, périrait probablement des quantités d'alcool ingérées habituellement.)

Enfin le vin rouge **est riche en minéraux et surtout en fer permettant à l'hémoglobine de fixer l'oxygène. Peut-être le vin rouge de qualité améliore-t-il ainsi le rendement manuel à petites doses**; c'est-à-dire à raison de un demi à un verre par repas.

Notre position actuelle, qui n'est pas forcément immuable, est la tolérance pour une petite quantité de vin de qualité aux repas.

l'alimentation en fonction de l'âge

L'homme, quel que soit son âge, **possède physiologiquement les mêmes besoins qualitatifs** en glucides, lipides, protides, minéraux, oligo-éléments, vitamines, etc.

Par contre, **physiologiquement, ses besoins quantitatifs sont réduits à la vieillesse** du fait de la diminution du métabolisme général, de l'activité physique et parfois intellectuelle.

Nous verrons l'importance de ces faits.

Un régime quel qu'il soit (s'il n'obéit pas à des motivations très précises et certaines) ne peut qu'affaiblir et produire un **vieillissement accéléré, d'une part, par les carences du régime mais aussi par la compensation par d'autres aliments qui seront pris en quantité excessive.**

Le vieillard, nous le répétons, a les mêmes besoins physiologiques que l'adulte ; son alimentation doit être la même mais, étant donné la « *baisse métabolique générale* » et la diminution des activités, les QUANTITÉS DEVRONT ÊTRE RÉDUITES, sinon on observera non pas un vieillissement physiologique graduel n'ayant rien à voir avec la maladie mais ce vieillissement pathologique, douloureux spectacle de tous les jours.

Pourquoi ?

Du début à la fin de la vie nous subissons QUATRE SOURCES INTOXICANTES ET INTOXINANTES :

1. LES TOXIQUES EXOGÈNES (drogues stimulantes + additifs de synthèse)

2. LES TOXINES INTESTINALES

3. LES MÉTABOLITES INTERMÉDIAIRES TOXIQUES

4. LES CATABOLITES CELLULAIRES

les toxiques exogènes

Ces toxiques sont évidemment le tabac, l'alcool et autres stimulants mais aussi les pesticides, les fongicides, les parasiticides employés par l'agriculture depuis une date très récente (moins d'un siècle) et les additifs de synthèse, colorants, arômes, poudres à lever, conservateurs, etc., utilisés par l'industrie alimentaire.

Il a été calculé que nous absorbons 5-6 g quotidiennement de ces additifs, probablement peu aptes à entrer dans les chaînes métaboliques normales et dont le cumul ou « l'effet de passage » dans l'organisme a certainement des incidences inconnues peu réjouissantes.

Nous ne connaissons pas non plus la toxicité ou l'effet cancérigène à longue échéance, sans parler de l'effet de co-carcinogenèse (un additif considéré comme non carcinogène peut, par sa rencontre fortuite et imprévisible dans l'organisme avec un autre additif considéré lui aussi comme non carcinogène, donner lieu à une action carcinogène.

les toxines intestinales

Sans arrêt dans le côlon et même dans le grêle et quelque peu dans l'estomac, naissent des toxines (voir « L'alimentation en fonction du potentiel digestif »), acide lactique, pyruvique, succinique, alcool, scatol, indol, phénol, ptomaïnes, etc. Ces toxines sont normalement détruites par le foie tant qu'il reste « efficient et jeune ».

les métabolites intermédiaires toxiques

Le glucose subit une voie catabolique aérobie (80 % du glucose utilisé journellement) avec aboutissement final : gaz carbonique + eau, cycle de Krebs.

Mais il subit aussi une voie catabolique anaérobie (20 % du glucose utilisé journellement) avec aboutissement final : acide pyruvique, acide lactique, cycle de Cori.

Ces pyruvates et ces lactates, métabolites intermédiaires, sont toxiques et sont reconvertis par la glande hépatique en glucose.

Mais avec la fatigue de cet organe ou avec le temps, cette reconversion s'effectue mal ; d'où augmentation à un taux anormal dans le sang de MIT (métabolites intermédiaires toxiques), ainsi que le prouvent les frères Daubresse avec plus de dix mille analyses à l'appui (*Rôle des métabolites intermédiaires toxiques dans la genèse des maladies,* éditions Maloine.)

les catabolites cellulaires

Ce sont principalement le gaz carbonique, l'urée, l'acide urique.

Heureusement, face à cette quadruple source intoxicante et intoxinante, nous disposons de quatre filtres ou émonctoires épurant continuellement l'organisme ; il s'agit de :

1. L'APPAREIL HÉPATO-DIGESTIF (bile, matières fécales)
2. LES REINS (urines)
3. LES POUMONS (gaz carbonique + eau + mucosités)
4. LA PEAU (sebum, sueur, cellules kératinisées).

La santé va donc dépendre de la pureté humorale relative (humeurs = sang, lymphe circulante, liquides extra- et intra-cellulaires), donc de l'équilibre entre :

LES QUATRE SOURCES INTOXINANTES ET INTOXICANTES	*et*	LES QUATRE GRANDS ÉMONCTOIRES

Tout déséquilibre par un + à gauche ou un − à droite va entraîner une **augmentation pathologique dans les humeurs** ou des toxiques exogènes ou des toxines intestinales ou des MIT, ou des catabolites cellulaires ou de plusieurs d'entre eux ; c'est alors la TOXI-LYMPHÉMIE *génératrice de maladies et de vieillisse-*

ment accéléré par malnutrition, mal-oxygénation et mal-draînage cellulaire.

Nous sommes donc au cœur du problème ; les POSSIBILITÉS ÉMONCTORIELLES DE L'HOMME ÂGÉ ÉTANT RÉDUITES, il doit, **s'il veut éviter la toxilymphémie,** RÉDUIRE ses apports de toxiques exogènes, sa production de toxines intestinales, MIT et catabolites cellulaires.

Or, pour cela, il n'existera jamais qu'un seul moyen : LA RÉDUCTION DES QUANTITÉS ALIMENTAIRES dans le respect de l'équilibre afin d'éviter toutes carences.

Les implants, cellules fraîches et autres méthodes stimulantes ne pouvant être que des appoints qu'il ne faut jamais interrompre sous peine d'un vieillissement hyper-accéléré, sont cautère sur une jambe de bois ; si l'individu MANQUE D'EXERCICES OU MANGE TROP ET D'UNE FAÇON NON ÉQUILIBRÉE, c'est-à-dire s'il néglige les DEUX GRANDS ET ÉTERNELS « *secrets* » *de la longévité active :*

— MANGER MOINS
— S'EXERCER PLUS,

toute autre approche est un leurre.

La longévité ne dépend pas d'une réaction biochimique à maîtriser ou du « traficotage » des gènes.

Il ne faut pas confondre longévité et durée moyenne de vie, cette dernière, par la **quasi-suppression de la mortalité infantile** (propreté + hygiène de vie + suppression des carences alimentaires), a considérablement augmenté.

le problème du lait

La suppression du lait à l'âge adulte semble justifiée, beaucoup d'adultes tolérant mal le lait contrairement aux personnes âgées dont la tolérance à cet aliment est souvent remarquable.

Comment expliquer cela ?

Diverses expériences ont prouvé que *la lactase disparaît de l'intestin dans l'enfance et réapparaît dans le grand âge, la nature indiquant ainsi la nécessité du lait à cette période de la vie.*

D'autre part, bien des vieilliards décalcifiés, ostéoporotiques ou « pagetiques » n'ont pu obtenir une amélioration, voire une guérison qu'après l'introduction du lait dans leur alimentation, les divers produits laitiers (beurre, fromages étant restés sans effet).

Il nous apparaît sage de maintenir la consommation du lait et même de réintroduire cet aliment dans tous les cas d'arthrose, décalcification, ostéoporose, maladie osseuse de Paget, douleurs osseuses « mal cataloguées », etc.

N'oublions pas que dans le Caucase où les centenaires ne sont pas une rareté, notamment dans le village de Tikijabani où cinq paysans ont plus de 100 ans, la consommation de lait, produits laitiers, fruits et légumes se montre considérable.

Par contre, il est peu consommé de viande. Le tabac, le sucre, l'alcool n'existent pas et l'alimentation est, dans l'ensemble, très frugale.

Bien entendu, le café au lait reste nuisible à tout âge, *la caféine inhibant la digestion des lobules gras du lait.*

l'alimentation individualisée en fonction de l'heure

Certains individus ne peuvent en aucun cas prendre à leur petit-déjeuner fromage ou œufs ou viande froide sans qu'apparaissent nausées, flatulences, etc.

D'autres encore digèrent bien ce type de petit-déjeuner mais une « poussée tensionnelle » suit invariablement un apport protéique le matin, par contre un repas équilibré au déjeuner et au dîner se digère parfaitement bien et n'entraîne aucune montée de la pression artérielle.

Pour d'autres c'est le contraire, un petit-déjeuner et un déjeuner équilibrés vont parfaitement bien mais si le repas du soir comprend des aliments protéiques d'origine animale, la digestion et le sommeil seront perturbés.

Pour un dynamisme optimum il est nécessaire d'avoir journellement deux repas équilibrés sur trois.

Les aliments protéiques seront absorbés *matin et midi,* pour d'autres *midi et soir* en fonction des individualités nutritionnelles.

En ce qui concerne les fruits on se souviendra que le potentiel de combustion des acides est à son optimum entre 17 et 18 heures ou vers minuit pour certains.

Ne pas oublier que tout fruit aqueux ou jus de fruit pris le matin induit la frilosité, la fatigabilité et les tendances spasmophiles. Ceci d'autant plus que le climat est froid, que l'individu est frileux et fatigable (voir Étude critique des crudivorismes).

L'observation démontre aussi à l'évidence que la tolérance pour le café, le thé, le maté, le cacao est à son optimum entre 6 et 14 heures ; passées ces heures la stimulation de l'orthosympathique est multipliée et peut gêner l'induction du sommeil.

Pour les boissons alcoolisées la tolérance est inverse ; c'est entre 5 heures et 11 h 30 que la toxicité de l'alcool pour la glande hépatique est à son maximum.

Et c'est le soir à partir de 19 heures que le foie semble neutraliser le mieux l'alcool.

Mais dans tous les cas l'alcool ingéré au cours du repas est moins nuisible car son passage dans l'organisme est plus progressif, plus « filé », permettant une détoxication progressive.

Quant aux desserts, dans la mesure où le repas a été frugal, l'ingestion en fin de repas d'une crème caramel, d'un flan, d'une tarte ou d'un peu de chocolat n'est pas une hérésie, le sucre (saccharose) se digérant parfaitement bien dans l'acide chlorhydrique (la molécule de saccharose se dédouble en une molécule de glucose et une molécule de fructose).

Par contre un peu de chocolat ou biscuit ou tarte pris une, deux ou trois heures après un repas alors que la digestion est au stade F, G ou X va changer brutalement la nature biochimique du bol alimentaire en digestion dans la poche stomacale et déprogrammer la digestion avec d'incalculables conséquences, notamment *fermento-putrescences décuplées génératrices d'intoxication et monopolisation de l'énergie vitale sur le plan digestif génératrice d'épuisement, fatigue et tendances spasmophiles pour certains.*

Les crudités-légumes (carotte, céleri, pissenlit, fenouil, etc.) sont prises en début de repas, ce qui permet de ne pas oublier ces aliments essentiels et d'en ingérer une quantité raisonnablement suffisante.

C'est donc une excellente habitude mais toute règle a ses exceptions.

S'il fait exceptionnellement froid et que l'on rentre chez soi absolument « frigorifié » il faudra non seulement se réchauffer mais aussi débuter les repas par un plat chaud car après avoir eu froid ou ayant encore froid, débuter les repas par des crudités froides ou seulement « chambrées » va produire un « stress digestif » avec inhibition de la digestion.

De même l'individu affaibli amaigri qui ne prend pas de poids malgré une alimentation équilibrée, c'est-à-dire dont le potentiel digestif est affaibli, devra éviter les crudités en début de repas. (J.J. Le Cren).

l'alimentation en fonction des pathologies courantes

les maladies ORL et voies respiratoires

rhino-pharyngites chroniques ou à répétition otites et sinusites chroniques ou à répétition angines — amygdalites laryngites chroniques ou à répétition

Nous avons groupé ces maladies car leurs causes et traitement sont strictement les mêmes.

pourquoi cette chronicité désespérante ?

Pourquoi ces infections du rhino-pharynx, des sinus, des oreilles, des bronches, etc., à répétition ?

Parce que l'on ignore les causes de ces maladies qui sont strictement d'origine alimentaire ; les infections sont combattues par antibiothérapie ou par aromathérapie mais reviennent sans cesse car la cause n'est pas supprimée.

Quel est le mécanisme de ces infections chroniques ?

1er temps : alimentation indigeste.
2e temps : ralentissement de la digestion.
3e temps : augmentation des fermentescences et putrescences.

4e temps : multiplication et exaltation de la virulence de certaines bactéries ou virus au pouvoir pathogène latent ou mutation de certains saprophytes en espèces pathogènes avec inflammation et infection de la muqueuse colique ou entéro-colique.

5e temps : l'inflammation-infection s'étend de proche en proche jusqu'au pharynx.

6e temps : de là, l'infection gagne par voie ascendante la gorge, les amygdales, les sinus, les oreilles et par voie descendante le larynx, la trachée, les bronches, les poumons.

par quoi est causé le ralentissement digestif responsable ?

A. **Les inhibiteurs de digestion**

B. **Les aliments surindigestes**

C. **La surcharge alimentaire globale et en particulier le goûter classique hyperglucidique**

D. **Les systèmes alimentaires sévères responsables du grignotage ou alimentation continue.**

comment soigner ces infections chroniques et à répétition ?

1. Suivre l'alimentation indiquée page 97 en évitant *pour l'enfant* tout particulièrement le 4e repas glucidique ; c'est-à-dire le goûter classique où l'enfant reçoit pain, beurre, confiture, chocolat, exigeant un effort énorme du tube digestif pour la plupart.

   Un enfant doit toujours recevoir au goûter : fruit + yaourt non sucré *ou* fromage blanc non sucré.

   En règle générale, l'enfant ne doit pas consommer des aliments glucidiques à plus de trois repas par 24 heures ; c'est-à-dire matin, midi et soir, sinon la maladie s'installe.

   Pour l'adulte, il faut sans supprimer aucun aliment **éviter**

l'abus de pain, pâtes, riz, céréales diverses et réduire intelligemment les aliments riches en saccharose (sucre de betterave ou de canne). En effet, le saccharose, s'il est vite digéré en glucose et fructose déjà dans l'estomac en présence de l'acide chlorhydrique, *fermente partiellement très vite en acide lactique dans la bouche et l'estomac; acidifiant la bouche anormalement et l'estomac prématurément, il inactive la ptyaline salivaire, ce qui entraîne la fermentation des amylacés.*

2. Des petites diètes rythmées au velouté de légumes et pommes de terre un jour sur quinze pour l'enfant, un jour sur quinze ou sur sept (en fonction du travail, des réserves pondérales, du climat, etc.) pour l'adulte, permettront par la désintoxication et la désintoxination générale, le repos de l'appareil hépato-digestif, la guérison définitive.

3. En raison des carences minérales fréquentes, on utilisera les compléments alimentaires suivants :

   Milieu des trois repas :
   1/2 à 1 comp. P.O.P. + 1/2 à 1 cuil. à café MINEROLA Superdiet + (le jeudi et dimanche midi) 1 gélule VIDEAROLA Superdiet.

l'asthme

pourquoi l'asthme ?

Le spasme bronchique responsable de la crise d'asthme n'est pas du tout la cause profonde de la maladie. La cause profonde réside dans les poisons intestinaux éliminés au niveau des bronches et des poumons et c'est l'irritation des bronches par ces poisons qui déclenche le spasme bronchique.

De même, l'infection plus ou moins larvée, souvent sous-jacente, provient du tube digestif.

par quoi est causé l'asthme ?

A. **Par les inhibiteurs de digestion**

Sirops, sodas, limonades, alcools, bonbons, chewing-gum, etc., mais aussi *par les fruits, les tomates, les melons, les pamplemousses;* pris aux repas équilibrés, ils restent dans l'estomac plusieurs heures sans être digérés dans ce milieu tiède et humide ; ils fermentent et entraînent la fermentation de tout le bol alimentaire avec gène respiratoire due aux flatulences et intoxination éliminée aux bronches, d'où catarrhe et spasme ; à un degré moindre, *les yaourts* pris aux repas équilibrés acidifient prématurément l'estomac, inactivent la ptyaline salivaire d'où fermentation des amylacés, flatulences et intoxination.

B. **Par les aliments surindigestes**

Mueslis, miel, graisses de coco, coprah, palme, café au lait, charcuteries, pizzas, raviolis et certaines pâtisseries. Voir le chapitre « L'alimentation en fonction du potentiel digestif ».

C. **Par la surcharge alimentaire globale**

Excès de farineux, féculents, sucreries, graisses chez l'adulte et « bonbons-sucreries permanentes » entre les repas, et goûter hyper-glucidique chez l'enfant.

D. **Par l'alimentation continue ou grignotage permanent**

Soit perturbation psychologique,
soit insatisfaction gustative aux repas,
soit insatisfaction physiologique par les régimes déséquilibrés ou systèmes alimentaires sévères.

E. **Par une totale ou relative carence en acides gras poly-insaturés**

Le manque d'acides gras poly-insaturés est responsable d'une augmentation de la perméabilité membranaire au niveau du grêle et du côlon, d'où absorbtion augmentée des toxines. De plus, les acides gras sont les substrats énergétiques normaux du foie (avec les amino-acides) ; toute carence est donc un frein à la détoxication et à la détoxination.

Enfin des causes adjuvantes peuvent s'ajouter ; citons

- l'insomnie avec épuisement vital mettant un frein aux éliminations ;
- les causes mécaniques ; malformation thoracique, thorax étroit, malposition vertébrale ;
- perturbation psychique avec somatisation broncho-pulmonaire.

comment soigner l'asthme ?

1. Suivre l'alimentation indiquée page 97.
2. Éviter l'abus de saccharose.
3. Crudités et salades préparées à l'huile de noisette ou noix ou carthame ou sésame ou tournesol, toutes ces huiles étant choisies 1re pression à froid pour l'apport en acides gras poly-insaturés.
4. Vérifier la cage thoracique, le rachis et voir, s'il y a lieu, un bon ostéopathe et professeur de culture physique.
5. S'intéresser au sommeil ; toute insuffisance qualitative ou quantitative aggravant l'asthme.
6. Pratique journalière de la rééducation respiratoire avec le respirator de Plent [1].
7. Diète rythmée au velouté maison légumes et pommes de terre ; de 1 jour sur 30 à 1 jour sur 7 selon la gravité, l'âge, les réserves pondérales, etc.
8. Au coucher, bouillote sur le foie.

1. Vie et Action, 388, boulevard Joseph-Ricord, 06140-Vence.

9. Rechercher, en cas d'insuffisance des résultats (exceptionnel), une somatisation d'un problème psychique.
10. L'asthmatique est souvent carencé en vitamine E (favorisant l'utilisation de l'oxygène), en minéraux et oligo-éléments ; il apparaît prudent de compléter son alimentation avec :

Milieu petit déjeuner et déjeuner :
1 comp. P.O.P. + 1 gélule OVINEUF + 2 à 3 comp. GERMROLA.

l'emphysème

pourquoi l'emphysème ?

L'emphysème englobe sclérose et dilatation de l'alvéole pulmonaire avec « fond catarrhal ».

En fonction de cette dilatation et sclérose de l'alvéole ainsi que du catarrhe, l'expiration est très difficile.

par quoi est produit l'emphysème ?

La sclérose et la dilatation de l'alvéole sont causées par le type d'activité professionnelle (mineur, carrier, etc.,) ou par l'intoxication alcoolique et taxagique.

Le fond catarrhal est dû à l'intoxication mais aussi à l'intoxination d'origine intestinale.

comment soigner l'emphysème ?

1. Éviter le tabac et l'alcool.
2. Éviter l'indigestion-intoxination (voir chapitre « L'alimentation en fonction du potentiel digestif »).
3. Adopter l'alimentation conseillée page 97.
4. Pratiquer chaque jour la rééducation respiratoire à l'appareil de Plent.
5. Si nécessité de perdre du poids, pratiquer des diètes rythmées au velouté de légumes et pommes de terre.
6. Massage et ponçage (Knapp) costo-sternaux et costo-vertébraux pour libérer le blocage.
7. Bouillote chaude sur le foie ; la chaleur décongestionne la glande hépatique et améliore considérablement la respiration, ne serait-ce que par une mobilité diaphragmatique meilleure.
8. Apport très léger d'iode, silice et phospho-lipides.

   Milieu de chaque repas :

2 à 3 comp. GERIAROLA Superdiet.

allergies respiratoires diverses

pourquoi les allergies respiratoires ?

Sur les muqueuses du nez, de la gorge, du pharynx, de la trachée, des bronches congestionnées par l'intoxination d'origine digestive, une ou plusieurs particules microscopiques même non toxiques (exemple le pollen) déclenchent des phénomènes de défense sans rapport avec l'importance de « l'agression ».

Ces phénomènes de défense aberrants traduisent l'hyperfragilité de la muqueuse congestionnée et intoxinée par les poisons intestinaux.

par quoi sont causées les allergies respiratoires ?

Toujours par (voir à ASTHME) :

A. **Les inhibiteurs de digestion**
B. **Les aliments surindigestes**
C. **La surcharge alimentaire globale**
D. **L'alimentation continue**
E. **La carence en acides gras poly-insaturés.**

comment soigner les allergies respiratoires ?

1. Supprimer : A — B — C — D — E.
2. Suivre l'alimentation indiquée page 97.
3. Limiter le saccharose.
4. S'il s'agit d'un enfant très frileux et fatigable, on préférera au goûter un jus de légumes fraîchement pressé plutôt qu'un fruit ou jus de fruit ; de même on préférera le fromage blanc (très égoutté) au yaourt.
5. Crudités et salades préparées à l'huile de noisette, noix, carthame, sésame ou tournesol en choisissant selon les tolérances ;
   Puisque nous sommes avec des gens hyper-sensibles, il faudra se souvenir que :

- l'huile de carthame est parfois mal tolérée par l'estomac ;
- l'huile de noix est parfois mal tolérée par l'intestin ;
- l'huile de tournesol idem pour le foie ;
- le sésame mal toléré gustativement, on changera donc en fonction des tolérances.

6. Petites diètes rythmées au velouté de légumes et pommes de terre.

7. Bouillote chaude sur le foie au coucher.

8. Puisqu'il s'agit d'enfants ou d'adultes souvent déminéralisés, on conseillera au milieu de chaque repas, selon l'âge et le poids, les compléments alimentaires suivants :

1 à 2 comp. GERIAROLA + 1/2 à 1 comp. P.O.P. + le jeudi et le dimanche à midi) 1 gélule VIDEAROLA.

les dermatoses
et infections cutanées, bactériennes et virales

l'eczéma — le psoriasis

pourquoi l'eczéma, le psoriasis ?

Des toxines naissent (voir le chapitre « L'alimentation en fonction du potentiel digestif ») en permanence dans le tube digestif.

Si ces toxines sont produites en quantités excessives ou si les possibilités détoxinantes du foie sont affaiblies (anciennes intoxications par le plomb, l'arsenic, le mercure ou traitements antibiotiques répétés, etc.) ou la combinaison de ces deux causes, les toxines passent dans le sang et sont éliminées à la peau ; ce sera soit l'eczéma (défenses très actives), soit le psoriasis (défense plus torpide).

par quoi sont causés l'eczéma, le psoriasis ?

Très exactement par les mêmes causes qui, chez l'un, produisent l'asthme et, chez l'autre, la dermatose ou l'arthrose, à savoir :

A. **Les inhibiteurs de digestion**

— les sirops, sodas, limonades, bonbons, chewing-gums ;
— les alcools et vins riches en tanins ;

— jus de fruits, tomates, melons, pamplemousses et même yaourts présents dans un repas équilibré, c'est-à-dire comprenant des amylacés.

B. **Les aliments surindigestes**

— miel ;
— mueslis et pain d'épice ;
— café au lait ;
— charcuteries ;
— pâtisseries très riches en sucre et corps gras ;
— pizzas ;
— raviolis.

C. **La surcharge alimentaire glucido-lipidique**

L'adulte : excès de farineux, corps gras, sucreries aux repas et grignotage entre les repas.
L'enfant : goûters de 10-11 h et 16-17 h comprenant du pain, des confitures, du miel, du chocolat et bonbons, gâteaux, sucreries absorbées à chaque instant, sans parler des sirops et limonades pris aux repas.

D. **L'alimentation continue, c'est-à-dire grignotage par :**

Soit perturbation psychologique ;
soit insatisfaction gustative aux repas ;
soit carences et insatisfaction physiologique dues aux systèmes alimentaires déséquilibrés : régimes amaigrissants, végétalien, macrobiotique, crudivorisme, etc.

E. **Les carences en acides gras poly-insaturés**

La vitamine F est indispensable à une perméabilité membranaire normale ; son insuffisance est, entre autres, cause d'une augmentation de la perméabilité colique et du passage plus important des toxines.

Substrat énergétique du foie (avec les amino-acides), sa carence diminue le potentiel détoxiquant et détoxinant de cet organe.

comment soigner l'eczéma et le psoriasis ?

1. Supprimer : A — B — C — D — E.
2. Réduire considérablement le saccharose.
3. Suivre l'alimentation indiquée page 97.
4. *Midi et soir :*
   absorber avec la sauce des crudités : 1/2 à 1 cuil. à soupe d'huile 1re pression à froid de noisette ou noix ou carthame ou sésame ou tournesol ; il est d'ailleurs intéressant de varier ces huiles en se souvenant de leur teneur en acides gras poly-insaturés :
   — noisette : 87 %
   — noix et carthame, approximat. 80 %
   — sésame et tournesol approximat. 60 %.
5. Des carences en oligo-éléments, notamment en zinc, manganèse et des carences en vit. A coexistant souvent avec l'eczéma et le psoriasis, il y a intérêt à complémenter l'alimentation avec :

   Milieu du petit déjeuner et dîner :
   1 comp. P.O.P. + 3 comp. GERIAROLA Superdiet + les mardi-jeudi-samedi à midi : 1 gélule VIDEAROLA Superdiet.
6. Vérifier s'il n'y a pas des causes adjuvantes : insomnie, somatisation d'un stress, etc.
7. Si nécessaire, diètes rythmées au velouté de légumes et pommes de terre un jour sur quinze, voire un jour sur sept (selon réserves pondérales, activité, importance de la maladie, compréhension et bonne volonté du patient, etc.).
8. De temps en temps au coucher, bouillotte chaude sur le foie.

le prurit

Son origine est le plus souvent humorale et répond aux causes A — B — C — D — E décrites à « ECZÉMA et PSORIASIS » ; les mêmes conseils sont donc à appliquer au prurit.

Dans d'autres cas, une mycose, une parasitose, un déséquilibre hormonal peuvent être en cause et feront varier les soins en fonction de l'étiologie.

acné — furonculose anthrax

pourquoi les infections de la peau ?

Dans certaines conditions, des bactéries (staphylocoques, streptocoques ou autres), grâce à l'inflammation de la muqueuse colique et même entérique, émigrent à travers la muqueuse et, véhiculées par le sang, se fixent au niveau des glandes sébacées (acné) ou sur d'autres sites de la peau (furonculose, anthrax).

par quoi sont causées ces infections de la peau ?

Par la prolifération anormale et excessive des staphylocoques, streptocoques et autres éléments pathogènes lorsque se décuplent les fermentescences et putrescences sous l'influence :

A. **Des inhibiteurs de digestion**

B. **Des aliments surindigestes**

C. **De la suralimentation glucido-lipidique**

D. **De l'alimentation continue**

comment soigner acné, furonculose et staphylococcies chroniques ?

1. Supprimer : A — B — C — D.
2. Réduire de 60 à 95 % la consommation de saccharose en fonction de la gravité de la chronicité de l'infection.
3. Suivre l'alimentation conseillée page 97, en préférant le fromage aux desserts ou en les réduisant quantitativement de 50 %.
4. Parfois nécessaire : diète hebdomadaire durant quelques mois.

le zona

pourquoi le zona ?

Des virus existent dans le côlon ; leur virulence ne s'exacerbe que lorsqu'il y a augmentation des fermento-putrescences. De même leur passage dans l'organisme ne s'effectue que lorsque la muqueuse colique ou entérique a été fragilisée par ces fermento-putrescences excessives.

par quoi est causée l'infection virale ?

Par l'augmentation des fermento-putrescences due :

A. **Aux inhibiteurs de digestion**

B. **Aux aliments surindigestes**

C. **A la surcharge glucidique**

D. **A l'alimentation continue**

E. **A la carence en acides gras poly-insaturés.**

comment soigner ces infections ?

Étant donné la gravité de la maladie et les séquelles possibles, nous sommes, dans ce cas précis, très interventionniste.

Bien entendu, le traitement ne supprime pas l'étiologie ; il faut, si l'on veut éviter une nouvelle atteinte dans les années suivantes, s'abstenir de A — B — C — D — E et suivre l'alimentation indiquée page 97.

Nous conseillons dans le zona :

Toutes les heures les premiers jours,
toutes les deux heures avec l'amélioration,
toutes les trois heures ensuite, etc. :

20 gouttes de « gouttes aux essences buvables » (spécialité des laboratoires Phytaroma) + 2 cuil. à soupe de la solution à 20 p. 1000 (vingt pour mille) au chlorure de magnésium Dessèche ensemble dans un verre d'eau chaude.

2. *Sur les vésicules :* application de Solvarome ou Tegarome pur ou dilué avec de l'huile d'amandes douces.

attention

Un zona situé près de l'œil doit être immédiatement soigné par un spécialiste.

l'herpès

pourquoi et par quoi l'herpès ?

Quelle que soit sa localisation, son mécanisme et ses causes sont ceux du zona.

comment soigner l'herpès ?

1. Supprimer : A — B — C — D — E (voir : le zona).
2. Suivre l'alimentation indiquée page 97.
3. De temps en temps : repos relatif + diète au velouté de légumes et pommes de terre, un jour par quinzaine ou semaine selon disponibilité du patient, réserves pondérales, importance du mal, etc.

les maladies cardio-vasculaires

l'artériosclérose, l'athérosclérose, l'athérome, l'artérite, l'angor

pourquoi ces maladies ?

Sur des endothéliums vasculaires lésés se déposent du cholestérol, du calcium, des métabolites divers générateurs d'athérome.

par quoi sont causés ces maladies ?

Par ordre d'importance décroissante :

A. **La surcharge calorique journalière ; tout excédent de calories est transformé en cholestérol et lipides saturés générateurs d'athérome.**

Les apports de cholestérol alimentaire (1 g maximum même avec une alimentation riche en abats, œufs, beurre) représentent à peine 1/3 du cholestérol fabriqué par l'organisme nécessaire à la fabrication des hormones, de la vitamine D 3, de la défense anti-infectieuse, etc.

Le cholestérol alimentaire (œufs, abats, etc.) est toujours associé à la lécithine permettant sa parfaite solubilisation et son élimination.

C'est **l'excès journalier global de calories qui est le moteur premier de l'athérome.**

La preuve ?

Un obèse atteint d'angor ou d'artérite dont on réduit considérablement les apports caloriques tout en augmentant les apports d'abats et d'œufs dans la ration, voit ses analyses se normaliser et son état cardio-vasculaire progresser (amélioration ou guérison) AVEC L'AMAIGRISSEMENT CONCOMITANT.

Tandis qu'un obèse atteint d'angor ou d'artérite dont on ne réduit pas les apports caloriques globaux mais dont on a supprimé de la ration les produits laitiers, œufs, abats, voit ses analyses inchangées et son état cardio-vasculaire stagner ou s'aggraver AVEC LE MAINTIEN OU L'AUGMENTATION DU POIDS...

B. L'intoxication alcoolique, tabagique, caféique, théophylinique, théobrominique

crée des micro-lésions, des endothéliums vasculaires. Sur ces micro-lésions s'agglutinent plaquettes, sédiments, minéraux, cholestérol, métabolites ou catabolites divers « bâtisseurs » d'athérome.

C. Les carences en acides gras poly-insaturés et en tocophérols.

Le raffinage, la chaleur, l'oxydation détruisent ou rendent inactives biologiquement (Kousmine) les acides gras poly-insaturés. Or le cholestérol forme des sels (estherification) solubles avec les acides gras poly-insaturés ; par contre, lorsque ces acides gras poly-insaturés manquent, il se combine avec les acides gras saturés : il en résulte alors des sels peu solubles qui « précipitent » plus facilement sur les endothéliums vasculaires.

Les acides gras poly-insaturés sont, d'autre part, indispensables à l'élaboration au niveau du foie de la lécithine, solubilisateur naturel du cholestérol.

La vitamine E (tocophérol), détruite par le raffinement des céréales et des huiles, constitue le protecteur de toutes les vitamines liposolubles. En son absence ou insuffisance, il se produit une HYPER-OXYDATION des acides gras poly-insaturés et leur transformation en diènes et RADICAUX LIBRES.

Ces diènes et radicaux libres sont des destructeurs des endothéliums vasculaires et des membranes cellulaires.

La carence en vitamine E semble très lourde de conséquences ; elle permet la transformation des AGPI (acides gras poly-insaturés), protecteurs vasculaires en diènes et radicaux libres destructeurs vasculaires.

Les diènes et radicaux libres, en altérant les membranes cellulaires et en augmentant anormalement leur perméabilité, donc en créant une surnutrition de la cellule, sont peut-être une des causes du cancer ?

Enfin la vitamine E est indispensable au « tonus » du muscle cardiaque ; elle est vaso-dilatatrice et régulatrice de la coagulation sanguine et économisatrice d'oxygène.

C. **Les carences en iode-silice-vitamine c-bio.flavanoide, etc.**

ont aussi un rôle dans la genèse des maladies cardio-vasculaires.

comment soigner les maladies cardio-vasculaires ?

1. Suivre l'alimentation indiquée page 97, en réduisant les quantités pour diminuer les apports caloriques et induire les autolyses d'athéromes.
2. Pour les mêmes raisons (1), un jour de diète toutes les semaines au velouté de légumes et un peu de pommes de terre (velouté maison évidemment).
3. Avec la sauce des crudités midi et soir : 1 cuil. à soupe d'huile de carthame ou noix ou noisette 1re pression à froid (à défaut sésame ou tournesol).
4. Selon tolérance digestive, milieu déjeuner et dîner : 1/2 cuil. à soupe pure lécithine de soja Soyal Sargasse.
5. Vers 17 h : un verre de jus d'agrumes (pour l'individu congestif et sanguin) *ou* manger la partie blanche qui se trouve sous la pelure des oranges (malades pâles et fatigués).

N.B. En voyage
Milieu des trois repas :
1 comp. PRÊLE Superdiet + 8 gélules VIFAROLA Superdiet + 1 gélule OVINEUF — Vie Naturelle.

l'hypertension

pourquoi l'hypertension ?

Soit l'athérosclérose (voir plus haut), soit la fatigue rénale par surcharge protidique ou sodique ou carence potassique (l'organisme élève sa pression artérielle pour activer l'élimination rénale).

par quoi est causée l'hypertension ?

A. **La surcharge calorique associée à l'intoxication par l'alcool, le tabac, le café, le thé et l'abus de chocolat sont générateurs d'athérosclérose.**

B. **Si les repas se composent de cochonnaille en entrée + viande ou poisson + fromage + dessert au lait et aux œufs midi et soir, avec dans l'après-midi un goûter et le matin au petit déjeuner des cochonnailles, la surcharge protidique et sodique sera évidente.**

Dans ces types alimentaires, les légumes et les fruits étant relégués au dernier plan, on retrouvera aussi **une carence potassique.**

La combinaison de ces trois facteurs expliquera l'hypertension, mais **le plus souvent** c'est moins évident et plus insidieux ; on ne retrouve pas de surcharge protéique mais une **consommation importante de légumes en boîte, potages en sachet, conserves diverses, plats préparés** TOUS TRÈS RICHES EN SODIUM et ceci combiné à une consommation TRÈS FAIBLE EN FRUITS, LÉGUMES, POMMES DE TERRE ; c'est-à-dire TRÈS FAIBLE EN POTASSIUM expliquant les difficultés de l'élimination sodique et l'hypertension.

C. **La carence en iode**

comment soigner l'hypertension ?

1. Suppression ou réduction drastique des potages en sachet, des légumes en boîte, des conserves, des plats préparés et augmentation proportionnelle des fruits, légumes et pommes de terre.
2. Alimentation conseillée page 97 en tenant compte de (1).
3. Un jour sur sept, ensuite avec l'amélioration on l'appliquera un jour sur quinze : diète au velouté (maison) de légumes et pommes de terre.
4. *10 mn avant les repas :* bu à petites gorgées, un verre de jus de légumes-racines : carottes, pommes de terre, céleri (apport potassique).
5. Sauce de crudités et salade comprenant déjeuner et dîner : 1 cuil. à soupe d'huile de noisette ou noix ou carthame 1re pression à froid (à défaut sésame ou tournesol).
6. Apport d'iode : à jeun dans de l'eau de Mont-Rocous ou Volvic, 1/2 à 1 cuil. à café de SIPF FUCUS VESICULUS.

les varices et capillarites

Les causes sont les mêmes que celles de l'artériosclérose et de l'athérosclérose (voir ces mots) : sédentarité, surcharge calorique globale, intoxication alcoolique et tabagique, carences en vitamines F — E — C — iode — silice, etc., auxquelles il faut peut-être ajouter plus spécifiquement :

— **l'hérédité**

— **la constipation**

— les stations debout prolongées
— les grossesses rapprochées et répétées
— un déséquilibre oestrogènes (+) progestérone (−).

comment soigner les varices

1. Suivre l'alimentation conseillée page 97.
2. Diète au velouté (maison) légumes et pommes de terre un jour par semaine ou par quinzaine selon possibilités.
3. Sauce de crudités préparée midi et soir avec 1 cuil. à soupe d'huile de noisette ou carthame ou noix 1re pression à froid.
4. *Milieu des repas matin et midi :*
   1 gélule OVINEUF (embryon végétal + embryon animal), apport de tocophérol ou vit. E et régulation endocrinienne par les trephones.
5. *A jeun dans un peu d'eau :*
   1/2 à 1 cuil. à café SIPF FUCUS (iode) + 1/2 à 1 cuil. à café SIPF PRÈLE (silice).
6. *Vers 17 h avec les fruits :*
   1 à 2 cuil. à soupe PULPE MYRTILLES Donath (anthocyanides).
7. Repos jambes surélevées plusieurs fois par jour.
8. Marche et footing très progressivement accélérés.

les troubles du rythme cardiaque : tachycardie, palpitations extra-systoles

origine vertébrale

Des vertèbres cervicales ou dorsales hautes en mal-position peuvent pincer un nerf innervant le cœur ; cela nécessite le recours à un bon manipulateur.

origine thyroïdienne

L'hyper-thyroïdie peut être causée par des carences en iode, vitamines E, A, groupe B.

Les stimulants : alcool, tabac, café, thé, cacao peuvent avec le temps induire une hyperthyroïdie.

La suractivité nerveuse et intellectuelle combinée à la sous-activité musculaire peut aussi entraîner un déséquilibre thyroïdien dans le sens hyper.

Il faudra supprimer les causes et compléter l'alimentation avec :

un peu de SIPF de FUCUS VÉSICULEUX(iode)
+
LEVURES (groupe B).
Milieu déjeuner et dîner :
1 gélule OVINEUF (vit. E naturelle)
+
1 ampoule JUS DE CHOU Superdiet
+
VIDEAROLA 1 gélule trois fois par semaine (vit. A + D naturelles).

origine digestive

Une digestion laborieuse s'accompagne d'une production décuplée de gaz dans l'estomac et l'intestin.

Ces gaz surélèvent le diaphragme, font pression sur le cœur, dévient l'axe cardiaque et déclenchent une tachycardie réflexe.

Il peut même y avoir, dans certains cas, une compression importante gênant la respiration ; l'oppression peut être telle qu'elle peut faire penser à une maladie grave.

La digestion laborieuse a pour origine une ou plusieurs des causes suivantes :

A. Inhibiteurs de digestion.
B. Aliments surindigestes.
C. Surcharge alimentaire globale.
D. Alimentation continue ou grignotage.

(Voir deux chapitres : « L'alimentation en fonction du potentiel digestif » et « Eczéma-psoriasis »).

Là encore, il faudra supprimer les causes et favoriser la digestion par la sieste, les aromates, etc.

origine toxique

Certains éléments : alcool, nicotine, caféine, théobromine, théophylline, certaines drogues stimulent l'ortho-sympathique ou le système nerveux intrinsèque du cœur et produisent la tachycardie et autres troubles du rythme cardiaque. Bien entendu, la réduction des stimulants s'impose ainsi que l'utilisation de certains compléments alimentaires : OVINEUF, jus de chou fraîchement pressé ou en ampoules Superdiet, Vitamine A naturelle (VIDEAROLA).

les maladies articulaires

l'arthrose ou rhumatisme chronique dégénératif

pourquoi l'arthrose ?

L'alimentation d'un individu est parfois chargée d'éléments toxiques destructeurs des cartilages. D'autre part, les toxines intestinales jouent un rôle non négligeable.

Dans le passé, les vieux praticiens observaient, après la purgation du printemps et de l'automne, une amélioration considérable de l'arthrose.

Enfin, les carences en oligo-éléments sont très préjudiciables ; manganèse, cuivre, cobalt, or, argent, fluor, iode, soufre sont indispensables aux enzymes élaboratrices de cartilage. Le manque ou la non-utilisation de ces oligo-éléments est facteur essentiel d'arthrose.

par quoi est causée l'arthrose ou rhumatisme chronique dégénératif ?

L'agriculture intensive entraîne une diminution de la teneur en oligo-éléments de nos aliments courants mais c'est surtout la théophylline, la caféine, la théobromine, la nicotine apportées par les stimulants (tabac, café, maté, thé, cola, excès de cacao), qui, outre leur action destructrice propre sur les tissus cartilagineux et osseux, chélatent (séquestrent) et rendent indisponibles les oligo-éléments indispensables aux enzymes élaboratrices de cartilage.

L'intoxination d'origine intestinale joue aussi un rôle important, aussi devra-t-on ici encore éviter les inhibiteurs de digestion, la surcharge alimentaire globale, les aliments surindigestes, l'alimentation continue.

(Voir « L'alimentation en fonction du potentiel digestif »).

comment soigner le rhumatisme chronique ?

1. Éviter : thé, café, maté, cola, tabac, alcools, abus de cacao ; c'est-à-dire *l'intoxication.*
2. Éviter : les inhibiteurs de digestion, les aliments surindigestes, la surcharge alimentaire, l'alimentation continue ; c'est-à-dire *l'intoxination.*
3. Suivre l'alimentation indiquée page 97.
4. *Milieu des trois repas :*
   1 comp. P.O.P. + 2 GÉLULES O.S.F.O.R. — Vie naturelle + 1 capsule VIDEAROLA Superdiet (le midi seulement).
5. Bains à 38-39° aux Alg-essences.

la décalcification
la déminéralisation
l'ostéomalacie

pourquoi la décalcification, la déminéralisation ?

L'organisme prélève son calcium, son phosphore, son magnésium, sa vitamine D 3 (indispensable au métabolisme du calcium) dans l'alimentation journalière. Une alimentation déséquilibrée, carencée sera cause de décalcification et de déminéralisation.

par quoi sont causées la décalcification, la déminéralisation ?

A. **Par une insuffisance d'apport en œufs, fromages, fruits de mer** ou apport minéral et vitamine D 3

B. **Par un excès de fruits, tomates, yaourts**

Les acides citrique, tartrique, malique, lactique apportés par ces aliments sont dans l'organisme oxydés en gaz carbonique et en eau.

Mais le potentiel d'oxydation des acides varie d'un individu à l'autre.

S'il est absorbé plus d'acides que l'organisme n'en peut comburer, ces acides seront neutralisés par les bases calcique, magnésienne, potassique, etc., de l'organisme, d'où décalcification et déminéralisation.

Très poussée, la consommation de fruits aboutit au *syndrome du frugivore,* (voir ce mot à l'étude du crudivorisme).

C. **Par l'abus de sucreries**

Cet abus est surtout nuisible aux dents mais n'est pas capable de produire une décalcification profonde par intoxication lactique.

D. **Par l'insuffisance de sommeil**

Par perturbation de l'équilibre endocrinien, le manque de sommeil engendre parfois la décalcification.

E. **Par les parasitoses intestinales**

Utilisant beaucoup le calcium.

F. **Par une déficience hépato-biliaire**

(Non-émulsion des graisses) ou par **une déficience pancréatique exogène** (non-digestion des corps gras, stéatorrhée) ne permettant pas absorption de la vitamine D 3 liposoluble, ces déficiences hépatique et pancréatique peuvent expliquer certaines décalcifications, tétanies, etc.

G. **Par le manque d'exercices**

Induit avec le temps une dégénérescence articulaire et la décalcification.

H. **Par le déséquilibre endocrinien**

Hyper-parathyroïdie, déficience gonadique, etc.

Comment soigner la décalcification ?

1. Adopter l'alimentation décrite page 97, en réduisant fruits, tomates, yaourts, sucreries.
2. *Milieu des trois repas :*
   1 comp. P.O.P. + 1 gélule O.S.F.O.R. + 1 cuil. à café MINEROLA Superdiet + 1 capsule (le midi) VIDEAROLA.
3. Si parasitoses, déficience hépatique ou pancréatique : diète au « velouté maison » de légumes et pommes de terre un jour sur sept.
4. *Tous les soirs au coucher : bouillotte chaude sur le foie +- sieste après chaque repas.*
5. *Exercices + ensoleillement + bain aux Alg-essences.*

la goutte

pourquoi la goutte ?

L'accumulation de l'acide urique dans les petites articulations (pieds, mains) et parfois dans les viscères (rares) caractérise la goutte.

Cette accumulation se produit lors d'un apport trop important de purines transformées dans l'organisme en acide urique ou par l'utilisation de boissons alcoolisées favorisant la précipitation de l'acide urique.

Enfin des reins affaiblis éliminent mal l'acide urique. Sans oublier la « carence sudorale » de l'homme moderne.

par quoi est causée la goutte ?

A. **Par les boissons puriques : thé, café, maté, cola, excès de cacao.**

B. **Par les aliments puriques : abats.**

C. **Par les boissons précipitant l'acide urique : alcools divers et surtout les vins rouges.**

D. **Par les agents destructeurs de la fonction rénale : tabac, alcools, stimulants déjà cités.**

E. **Par toute drogue affaiblissant le pouvoir éliminateur du rein.**

F. **Par une certaine hérédité : on peut transmettre une faiblesse rénale plus ou moins larvée qui se manifestera vers la quarantaine ou plus tard.**

comment soigner la goutte ?

1. Réduire : A — B — C — D — E.

2. Adopter l'alimentation conseillée page 97.

3. De temps en temps : diète au « velouté maison » de légumes et pommes de terre.

4. Sudations douces par l'exercice ou bien surveillées en sauna.

les rhumatismes infectieux polyarthrite chronique

pourquoi les rhumatismes infectieux ?

Comme pour les infections respiratoires, le rhumatisme infectieux prend son siège dans le tube digestif. Lorsque la digestion se ralentit, il y a augmentation des fermento-putrescences à la faveur de laquelle se multiplie et s'exalte la virulence de certaines bactéries au pouvoir pathogène latent. Ou ce sont des saprophytes qui mutent en espèces pathogènes.

Dans tous les cas, bactéries et virus pathogènes traversent la muqueuse colique congestionnée et inflammée pour coloniser l'organisme dans ses points faibles, en l'occurrence les articulations.

N'avons-nous pas une preuve « expérimentale » de ce mécanisme avec le court-circuit intestinal (on enlève les trois quarts du grêle), opération destinée à produire l'amaigrissement dans les obésités graves et rebelles ?

Dans les séquelles de ces opérations, on observe fréquemment la polyarthrite chronique évolutive...

par quoi sont causés les divers rhumatismes infectieux ?

Le lecteur aura vite compris que le ralentissement digestif induisant l'augmentation des fermento-putrescences est toujours produit par :

A. **les inhibiteurs de digestion**

B. **les aliments surindigestes**

C. **la surcharge alimentaire globale mais surtout glucidique**

D. **l'alimentation continue.**

PARMI LES INHIBITEURS DE DIGESTION, IL FAUT ICI INSISTER SUR LE RÔLE DU SACCHAROSE dont l'abus est presque toujours retrouvé lors des rhumatismes infectieux.

En effet, si le sucre industriel (canne ou betterave) se digère très vite (la molécule de saccharose est « dédoublée » en une molécule de glucose et une de fructose sans l'influence de l'acide chlorHydrique stomacal), *une partie du saccharose ingéré fermente très vite dans la bouche et dans l'estomac en acide lactique : la bouche est ainsi anormalement et l'estomac prématurément acidifiés.*

La digestion des amidons (sous l'influence de la ptyaline) n'a pas lieu *à 37° les amylacés subissent alors une fermentation lactique et alcoolique très rapide ; le milieu devient très propice à la prolifération staphylococcique, streptococcique ou autre générateur d'infections articulaires.*

comment soigner les rhumatismes infectieux ?

Le rhumatisme infectieux nécessite souvent des soins d'urgence car avant de « toucher » l'articulation, l'infection lèse parfois le cœur (RAA). Le rhumatisme articulaire aigu, la polyarthrite chronique évolutive et autres rhumatismes infectieux sont l'affaire du médecin d'urgence. Ignorer cela, c'est faire courir un risque grave au malade. Toutefois passé la période d'urgence, le mal stabilisé :

1. Selon les réserves pondérales, la compréhension du patient, ses disponibilités, l'importance du mal, la possibilité ou non de surveillance sur trois à dix jours :
   Diète au « velouté maison » de légumes et pommes de terre *ou* diète au jus de légumes fraîchement pressé toutes les heures en alternant, 1 heure jus de légumes-racines (betteraves, carottes, céleri, pommes de terre), 1 heure jus de légumes-feuilles (pissenlit, mâche, cresson, laitue, épinards, persil).
2. Adopter l'alimentation conseillée page 97.
3. Très large utilisation en cuisine : origan, thym, cannelle, sarriette, girofle, estragon, laurier-sauce, etc.

4. *Au milieu des trois repas :*
1 comp. P.O.P. + 1 gélule O.S.F.O.R. + 1 cuil. à café de MINEROLA Superdiet + 1 gélule (le midi) VIDEAROLA.
5. Continuer un jour de diète par semaine (voir plus haut).

torticolis, cervicalgie sciatalgie

Le mal s'est produit brutalement ; suite de choc, malposition prolongée ; voir alors un bon ostéopathe.

Ou le mal s'est installé très progressivement sur des mois, voire des années : se reporter alors à ARTHROSE.

colibacillose cystite infectieuse pyurie (et infection chronique des voies urinaires)

pourquoi les infections urinaires ?

En provenance du côlon congestionné, inflammé, le colibacille, l'entérocoque ou autres bactéries passent dans le sang et vont infecter le rein et la vessie.

par quoi sont causées ces infections des voies urinaires ?

Sous l'influence :

A. **des inhibiteurs de digestion**

B. **des aliments surindigestes**

C. **de la surcharge alimentaire globale**

D. **de l'alimentation continue**

E. **du mélange : fruits et amidon concentrés ou tomates et amidons concentrés ou yaourts et amidon concentrés.**

Il se produit un ralentissement de la digestion avec augmentation des fermentescences et putrescences grâce à laquelle se multiplie et s'exalte la virulence de certaines bactéries au pouvoir pathogène latent, lesquelles bactéries, grâce à l'inflammation de la muqueuse colique, voire entérique, pénètrent facilement dans le sang et vont se fixer sur les voies urinaires.

Le colibacille utile en milieu colique devient pathogène lorsqu'il se fixe dans les voies urinaires.

Quel que soit le micro-organisme en cause, l'infection provient du tube digestif.

comment soigner les infections des voies urinaires ?

1. Supprimer : A — B — C — D — E.
2. Suivre l'alimentation conseillée page 97.
3. Utilisation importante en cuisine des aromates : origan, thym, cannelle, girofle, sarriette, laurier, estragon, etc.
4. Petits bains de siège très chauds chaque jour.

l'insuffisance rénale légère avec petite urémie

(N'entre pas dans le cadre de ce chapitre l'urémie élevée nécessitant les soins d'urgence.)

pourquoi l'insuffisance rénale ?

Certains toxiques lèsent le rein ; alcool, nicotine et autres toxiques du tabac, l'abus des stimulants en général, l'excès de sodium combiné à la carence potassique induisent avec le temps la fatigue de cet organe et, bien entendu, l'excès d'aliments protéiques d'origine animale ou végétale.

par quoi est causée l'insuffisance rénale ?

A. **Les boissons alcoolisées et le tabac, éléments principaux de sclérose**

B. **L'excès des stimulants en général**

C. **L'excès de sodium (sel de cuisine)**

D. **La carence en potassium**
(Insuffisance de légumes, pommes de terre, fruits dans l'alimentation.)

E. **La surcharge en purines**
(Excès d'aliments très riches en purines : soja, levures, abats.)

F. **La surcharge protéique**
(Charcuteries + viande + fromage + dessert aux œufs) quatre fois par 24 heures par exemple.

G. **La carence en aliments protéiques essentiels**
(œufs, poisson, viande, fromage.)

et en sodium
peut produire l'urémie ; ceci permet de comprendre que ce ne sont pas ces aliments qui sont nuisibles mais leur excès.

comment soigner la petite insuffisance rénale ?

1. Supprimer A — B — C — D — E — F — G.

2. Pendant quelques mois, un jour sur sept :
diète au « velouté maison » légumes et pommes de terre.

3. On peut, pour la première de ces diètes, aller jusqu'à trois jours.

4. Suivre l'alimentation conseillée page 97, en fractionnant bien les apports protéiques.

Exemple :

— 1 œuf le matin
— 60 g de viande à midi
— 60 g de poisson ou fromage le soir,
et en veillant bien à un apport journalier de légumes frais et pommes de terre, voire de fruits (pour les non-frileux et « non-fatigables »).

5. Bouillotes chaudes sur le foie et les reins au coucher.

6. Vérifier la statique du rachis et du bassin.

incontinence d'urine nocturne de l'enfant (pipi au lit)

pourquoi l'incontinence d'urine ?

Certaines vitamines, certains minéraux sont indispensables aux « coordinations système nerveux-vessie » ; des carences pourront produire l'incontinence.

Les parasites intestinaux peuvent, tant par la déminéralisation qu'ils provoquent que par une stimulation réflexe, causer l'incontinence. Un apport excessif d'acide citrique, malique, tartrique, lactique peut, avec l'affaiblissement général, provoquer l'affaiblissement de la vessie et du sphincter.

par quoi est causée l'incontinence d'urine ?

A. **Par les carences en minéraux et vitamine D 3.**

C'est-à-dire souvent par le manque d'œufs, fromage, fruits de mer auxquels s'ajoute le plus souvent la surcharge en sucreries.

B. **Par la présence de parasites intestinaux**

Ces parasites favorisent l'incontinence d'urine par :

— utilisation du calcium ;
— sécrétion de toxines nuisible aux centres nerveux ;
— mouvement de reptation dans le rectum et le côlon pouvant causer des perturbations réflexes au niveau des coordinations neuro-vésicales.

C. **L'abus de fruits et yaourts**

Tout excès d'acides citrique, tartrique, malique, lactique cause avec le temps la débilité générale et l'affaiblissement de la vessie.

D. **Le manque d'exercice, d'aération, d'ensoleillement général**

Favorise la décalcification, l'affaiblissement et souvent l'incontinence d'urine.

E. **Parfois par la somatisation de problèmes psychologiques**

comment soigner l'incontinence d'urine ?

1. Aération, ensoleillement, exercices physiques suffisants.
2. Gymnastique mictionnelle.
   Demander à l'enfant de contrôler son « jet urinaire » ; c'est-à-dire d'uriner un peu, de stopper l'émission d'urine, de recommencer à uriner, de s'arrêter, etc. Cela fortifie le sphincter de la vessie.
3. Suivre l'alimentation conseillée page 97, mais le repas du soir sera composé comme suit :
   Très peu de crudités-légumes (carotte et chou) + céréales *ou* pâtes *ou* riz + viande *ou* poisson *ou* œufs + fromage sec *ou* tarte aux fruits cuits + très peu de Volvic *ou* Mont-Roucous

   — *A ce repas seront supprimés :*
   fruits, tomates, légumes, pommes de terre, yaourts, fromage blanc, dessert liquide ; **c'est-à-dire tous les aliments riches en eau et potassium.**
   Pommes de terre et légumes verts seront réservés au repas de midi.
   Fruits, yaourts et fromage blanc seront donnés au goûter.
4. Les trois jours qui précèdent la pleine lune et les trois jours qui précèdent la nouvelle lune le petit déjeuner sera remplacé par :
   Infusion de thym + à volonté graines de courge FINK.

5. *Tous les jours au milieu des repas :*
Matin : 2 cuil. à café MINEROLA Superdiet

Midi : 1 gélule O.S.F.O.R.

Soir : 1 comp. P.O.P. + (jeudi et dimanche au repas de midi) 1 gélule VIDEAROLA

les lithiases rénales

pourquoi les lithiases ?

A. **Les carences en légumes, pommes de terre, fruits (carence de potassium), corrélativement avec l'utilisation d'aliments manufacturés (conserves, sachets, boîtes diverses, charcuteries) apportant un excès de sodium**

induisent lentement des perturbations métaboliques au niveau du rein.

B. **L'alcool, la nicotine, le 3-4 benzopyrène, l'arsenic, les sels de polonium, le cadmium et autres toxiques du tabac, l'usage abusif de la caféine, de la théobromine ou de la théophylline**

sclérosent, vieillissent, altèrent les capacités éliminatrices et toutes les fonctions du rein.

C. **Les eaux adoucies**

lorsqu'elles sont véhiculées dans des *canalisations de plomb* « arrachent » des molécules de ce métal particulièrement toxique pour le rein.

D. **La « carence sudorale » de l'homme sédentaire joue aussi dans une certaine mesure**

dans l'affaiblissement et les perturbations fonctionnelles du rein.

Une « fatigue momentanée » du rein est compensée chez l'homme actif manuellement par une sueur beaucoup plus chargée en sodium, acide lactique, urée, acide urique ; la peau prend le relais.

S'il s'agit d'un sédentaire, la peau ne vient pas ou peu au secours du rein ; la fatigue momentanée du rein peut devenir pathologie rénale.

comment soigner une lithiase rénale ?

Si l'on tient compte de la nature de la lithiase, on va prescrire un régime toujours plus ou moins déséquilibré conduisant avec le temps à des carences.

Notre vision est autre ; nous préférons :

1. Mise au repos du rein par une diète au velouté de légumes et pommes de terre sur trois à huit jours.
2. Pendant une année, diète un jour sur sept, ensuite un jour sur quinze.
3. Supprimer : A — B — C — D.
4. Suivre l'alimentation indiquée page 97 en donnant au déjeuner et au dîner « bonne place » aux crudités et en préférant toujours légumes cuits et pommes de terre aux pâtes, riz, céréales diverses.
5. Pratique journalière du sport ou culture physique jusqu'à une sudation plus ou moins poussée.
6. *En voyage, milieu des repas :*
   1 ampoule de jus de carottes Superdiet + 1 ampoule de jus de chou Superdiet + 1 ampoule de jus radis noir Superdiet.

   Ces jus sont destinés à un apport de potassium qui équilibre l'excès de sodium absorbé dans les restaurants.

les maladies
du tube digestif
et voies biliaires

la colite

pourquoi l'inflammation du côlon ?

Une carence en fibres alimentaires et la constipation consécutive, un excès de fibres alimentaires et l'irritation provoquée, des toxiques ingérés, alcools, certains médicaments, le ralentissement de la digestion (voir plus loin) et la surproduction de toxines qui en est corollaire finissent par irriter chroniquement le gros intestin.

par quoi est causée la colite ?

A. **Une carence en fruits, légumes, céréales complètes aggravée parfois par la sédentarité,**

va générer une stagnation fécale et l'irritation du côlon.

B. **Un excès de fibres,**

fruits, légumes, céréales complètes, en activant trop le transit, peut produire l'inflammation du grêle et du côlon.

C. **Le ralentissement de la digestion par :**

— les inhibiteurs de digestion,
— les aliments surindigestes,

— la surcharge alimentaire globale,
— l'alimentation continue ou grignotage.

Telles sont, par l'augmentation massive des fermento-putrescences, les causes essentielles de la colite.

D. **Par Les toxiques exogènes,**

alcools, certains médicaments toxiques, les pesticides, fongicides, parasiticides, additifs alimentaires divers même à très faible dose peuvent, chez les individus hypersensibles, créer des troubles colitiques.

E. **Parfois la somatisation de certaines perturbations psychologiques.**

comment soigner la colite ?

1. Pendant un à huit jours selon la disponibilité, la compréhension du patient, selon l'importance du mal et la possibilité de surveillance du praticien :

   DIÈTE AUX JUS DE LÉGUMES FRAIS
   (en alternant toutes les heures) :
   — 1/2 verre de jus de chou
   — 1/2 verre de jus de pommes de terre.

2. Ensuite diète au jus de pommes de terre et jus de chou alternée un jour sur sept.

3. Éviter A — B — C — D — E.

4. Suivre l'alimentation conseillée page 97, avec la modulation suivante :

   - suppression momentanée des céréales dites complètes avec reprise progressive des céréales et pain semi-complet au bout de quelques mois ;
   - suppression des fruits :
     1/4 à 1/2 verre de jus de fruits à 17 h avec reprise progressive des fruits après quelques mois ;
   - suppression des légumes crus remplacés momentanément par 1/2 à 1 verre de jus de légumes crus AU MILIEU DES

REPAS, ensuite remplacement (toujours au milieu des repas) des jus de légumes crus par des légumes crus, très progressivement.

5. Large utilisation des aromates : menthe, thym, cannelle, origan, estragon, sarriette, girofle, laurier, etc.

la constipation

pourquoi la constipation ?

La bile alcalinise, désinfecte et lubrifie le côlon ; un manque biliaire qualitatif ou quantitatif est très souvent cause de constipation.

Les fibres alimentaires (cellulose, hémi-cellulose, lignine, cutine) excitent les muscles lisses contractiles du côlon et donnent du volume aux matières ; elles sont donc indispensables. Leur carence est souvent cause de constipation mais leur excès peut entraîner aussi l'atonie intestinale ; c'est affaire de bon sens.

L'insuffisance d'hydratation du bol alimentaire est une cause évidente d'atonie intestinale.

L'épuisement nerveux produit souvent la constipation chronique.

Les multi-micro-stress par trop répétés génèrent la constipation spasmodique.

par quoi est causée la constipation ?

A. **Le manque qualitatif et quantitatif de bile** est un facteur important de constipation ; il est produit par l'épuisement du

foie face à la surcharge toxinique d'origine intestinale, laquelle surcharge est elle-même due (voir à Colite) :
— **aux inhibiteurs de digestion**
— **aux aliments surindigestes**
— **à la suralimentation**
— **à l'alimentation continue.**

B. **La carence en fibres génère la constipation**
Où trouve-t-on ces fibres ? Un peu dans les fruits mais surtout dans les légumes, céréales et pain complet (attention, pas trop complet : demander un pain bluté à 85 %).
On veillera donc à un apport suffisant.

C. En mangeant, boire trop peu entraîne une **insuffisance d'hydratation du bol alimentaire,** cause de constipation. Là encore, la vérité est dans le juste milieu.

D. **Le manque de sommeil par l'épuisement nerveux** aggrave ou crée la constipation.

E. **Les stress répétés** quotidiennement créent un état spasmodique du côlon.

F. **Enfin, le manque d'exercices** entraîne l'atonie des muscles abdominaux dont le bon état est nécessaire à une évacuation fécale correcte.

comment soigner la constipation ?

1. Boire suffisamment en mangeant et en dehors des périodes digestives.
2. Alimentation suffisamment riche en fibres, ce qui ne veut pas dire en quantités excessives.
3. Éviter l'épuisement hépato-digestif, c'est-à-dire supprimer A — B — C — D — E.
4. Suivre l'alimentation conseillée page 97.

5. Culture physique journalière en insistant sur les exercices expiratoires et sur le travail des abdominaux.
6. Si tolérance, utiliser l'huile de noix 1re pression à froid.
7. *Milieu du petit déjeuner :*
   2 à 5 cuil. à café rases de POLLEN en pelotes.

la diarrhée aiguë

Nous entendons par ce vocable une diarrhée violente et survenant brusquement.

Si cette diarrhée fait suite à l'absorption de champignons ou de plats avariés ou si cette diarrhée entraîne des signes de déshydratation (bébés, enfants), un mauvais état général, les soins du médecin classique et, dans certains cas, le transfert en service spécialisé, sont indispensables.

Si la diarrhée fait suite à une banale indigestion et si l'état général est bon, on adoptera les soins suivants.

1. Repos sur 24 heures.
2. Éviter strictement le froid.
3. Diète au bouillon de légumes sur 24 à 48 heures selon l'âge, le poids, l'importance de la diarrhée.
4. A la reprise alimentaire, sur une semaine, remplacer le petit déjeuner par :
   1 à 2 YAOURTS nature + mélange avec yaourts :
   1 à 2 cuil. à soupe PULPE MYRTILLE Donath.

la diarrhée chronique

pourquoi la diarrhée chronique ?

Des éléments toxiques, un excédent de toxines nées de fermentescences ou putrescences excessives mettent la vie en danger ; les mécanismes homéostasiques protecteurs de la vie entrent en jeu et éliminent sous forme de diarrhée ces facteurs nuisibles.

Un excès de fibres stimule par trop le péristaltisme où une ingestion excessive d'eau est éliminée sous forme de diarrhée pour éviter la « fatigue cardio-vasculo-rénale » car, contrairement à ce que l'on pense, boire plus que la soif ne fait pas éliminer plus, sauf l'eau excédentaire.

La quantité d'urée, d'acide urique, de sodium, etc., éliminée par les urines n'augmente pas ; les urines sont simplement déconcentrées, elles deviennent très claires... Une diarrhée vient souvent dans ces cas soulager le cœur et les reins de cette « agression hydrique ».

par quoi est causée la diarrhée ?

A. **Certains médicaments toxiques, l'alcool et chez les personnes à « vive intelligence somatique », les pesticides, fongicides, additifs alimentaires contenus dans les aliments.**

B. **Les inhibiteurs de digestion, les aliments surindigestes, la surcharge alimentaire globale, l'alimentation continue.**

L'organisme élimine sous forme de diarrhée les toxines nées des fermentescences-putrescences décuplées.

C. **L'excès de fibres** (crudités-légumes et fruits, céréales trop complètes) par trop grande stimulation du péristaltisme.

D. **L'excès d'eau** (voir plus haut).

E. **Certains déséquilibres endocriniens, notamment hyper-thyroïdie.**

comment soigner une diarrhée chronique ?

1. Éviter : A — B — C — D — E.
2. Sur un à trois jours, repos + chaleur + diète au bouillon de légumes soigneusement filtré (on boit seulement l'eau de cuisson).
3. Suivre l'alimentation indiquée page 97 avec les modulations suivantes :
   - suppression momentanée des céréales dites complètes avec reprise progressive (après quelques mois) de céréales et pain semi-complet ;
   - suppression des fruits :
     1/4 à 1/2 verre de jus de fruits à 17 h avec reprise progressive des fruits après quelques mois ;
   - suppression des légumes crus :
     remplacer momentanément par 1/2 à 1 verre de jus de légumes crus au milieu des repas ;
     ensuite remplacement (toujours au milieu des repas) de jus de légumes crus par des légumes crus, très progressivement.
4. Large utilisation des aromates : menthe, thym, cannelle, origan, estragon, laurier, sarriette, etc.

les fissures et fistules anales

pourquoi les fissures et fistules anales ?

Lorsque dans la masse fécale, la quantité de toxiques irritants est énorme, ils finissent par irriter et fissurer la fragile muqueuse, par contact permanent et surtout lors de l'expulsion dans les cas de constipation. Même chose pour les toxines nées dans le côlon et dans le grêle sous l'influence des inhibiteurs de digestion, des aliments surindigestes, de la surcharge alimentaire globale, de l'alimentation continue, le ralentissement digestif est tel que les fermento-putrescences massives libèrent des quantités de poisons (alcool, acide lactique, scatol, indol, phénol, putrescines, etc.) largement suffisantes pour irriter avec le temps la fragile muqueuse. En somme, intoxination et intoxication sont les grands responsables.

comment soigner fissures et fistules anales ?

1. Réduire l'intoxication :
   prendre le moins possible de tabac, médicaments toxiques, alcools, etc.

2. Éviter l'intoxination causée par les inhibiteurs de digestion, les aliments surindigestes, la surcharge alimentaire, l'alimentation continue.

3. Selon l'importance du mal, disponibilité du patient, possibilité de surveillance ou non, sur un à trois jours :

   diète au jus de légumes crus en alternant toutes les heures :
   1/2 verre de jus de chou,

1/2 verre de jus de pommes de terre ;
ces jus seront pressés immédiatement avant emploi.

4. A la reprise alimentaire, suivre alimentation indiquée page 97.

5. *Milieu du repas de midi :*
1 ampoule de jus de pommes de terre Superdiet.
Milieu du repas du soir :
1 ampoule de jus de chou Superdiet.

les flatulences

pourquoi les flatulences ?

Lorsque la digestion se ralentit, il y a production de gaz par fermentation et putréfaction partielle des aliments.

pourquoi les flatulences ?

Le ralentissement digestif provient de :

A. **Ambiance des repas stressante ; dispute, inconfort, froid, manque de temps, etc.**

B. **Insuffisance de mastication**

C. **Inhibiteurs de digestion**

D. **Aliments surindigestes**

E. **Surcharge alimentaire globale et surtout glucido-lipidique**

F. **Alimentation continue ou grignotage.**

comment soigner les flatulences ?

1. Supprimer : A — B — C — D — E — F.
2. Suivre l'alimentation page 97.
3. Large utilisation des aromates : estragon, menthe, basilic, thym, cannelle, romarin, etc.
4. Sieste post-prandiale.

la gastrite

pourquoi la gastrite ou inflammation de la muqueuse stomacale ?

Lorsqu'un toxique est ingéré, son action sur la muqueuse stomacale est puissante, directe car non diluée.

Lorsque le toxique, alcool par exemple, passe dans l'organisme, il sera dilué dans 40 à 80 litres (selon le poids) de liquides humoraux.

Par contre sur les muqueuses gingivale, stomacale, entérique, colique et rectale, sa non-dilution lui conserve un effet corrosif maximal.

Il en est ainsi des toxines nées dans l'estomac lorsque la digestion s'est ralentie et que le bol alimentaire est la proie des fermentescences et putrescences.

Enfin une hypersécrétion gastrique acide, due au surmenage ou au stress, peut être en cause.

par quoi est causée la gastrite ou inflammation de l'estomac ?

A. **Les toxiques stimulants :** alcools divers, tabac, médicaments toxiques.

B. **Les toxines nées dans l'estomac lorsque la digestion est ralentie sous l'influence :**

— des inhibiteurs de digestion (sirops, sodas, limonades, bonbons, chewing-gums) ;
— des aliments surindigestes (miel, mueslis, huile de coprah, charcuteries, certaines pâtisseries, café au lait, pizzas, raviolis) ;
— de la surcharge alimentaire globale ;
— du grignotage ou alimentation continue ;
— des fruits, tomates, yaourts absorbés à des repas riches en aliments glucidiques.

C. **De l'excès d'acide chlorhydrique** créé par l'estomac sous l'influence du pneumo-gastrique sur-stimulé par les stress répétés.

comment soigner la gastrite ?

1. Supprimer A — B — C — D — E.
2. Sur un à trois jours, diète au jus de chou et pommes de terre, toutes les heures, en alternant 1/2 verre.
3. Suivre l'alimentation indiquée page 97.
4. A la reprise alimentaire,
   10 minutes avant le repas de midi :
   1 ampoule de jus de pommes de terre SUPERDIET

   10 minutes avant le repas du soir :
   1 ampoule de jus de chou SUPERDIET

l'ulcère gastro-duodénal

Mêmes mécanismes, mêmes causes, mêmes soins que GASTRITE (voir ce mot).

gingivite, stomatite glossite, pyorrhée

pourquoi et par quoi ces affections ?

— par l'alcool et le tabac qui irritent chroniquement les papilles de la muqueuse ;

— par la fermentation lactique due à l'usage permanent des sucreries ;

— par les boissons « sucrant » le milieu buccal ; sodas, limonades diverses entretenant un bouillon de culture sans cesse renouvelé ;

— par une mauvaise hygiène buccale ; il est nécessaire de se laver et brosser les dents IMMÉDIATEMENT après le repas afin d'éviter la fermentation des amylacés et surtout du saccharose, ainsi que la putréfaction des particules d'aliments protéiques ;

— par l'inflammation-infection du tractus digestif s'étendant de proche en proche jusqu'à la bouche, laquelle inflammation-infection est causée par l'augmentation des fermento-putrescences dues au ralentissement de la digestion sous l'influence :

- des inhibiteurs de digestion,
- des aliments surindigestes,
- de la surcharge glucido-lipidique,
- de l'alimentation continue.

comment soigner gingivite-stomatite-pyorrhée ?

1. Supprimer les causes précédentes.
2. Suivre l'alimentation indiquée page 97.
3. Mastication de PROPOLIS AGAARD.

les parasitoses

Les parasitoses envisagées ici sont l'oxyurose, l'ascaridiose; c'est-à-dire les infestations les plus fréquentes.

pourquoi les parasitoses ?

Nous absorbons tous à un moment ou à un autre des œufs de parasites ; pourquoi se développent-ils chez l'un et pas chez l'autre ?

Simplement parce que la bile, lorsqu'elle est suffisante en quantité et qualité, détruit ces parasites.

par quoi est permise la prolifération des ascaris et oxyures ?

Par l'utilisation des toxiques exogènes (alcools, tabac, stimulants divers), par les inhibiteurs de digestion, les aliments surindigestes, la surcharge alimentaire, le grignotage entraînant l'insuffisance quantitative et qualitative de la sécrétion biliaire.

comment soigner les parasitoses ?

1. Suppression des causes (voir plus haut).
2. Alimentation conseillée page 97.
3. Les deux jours précédant la nouvelle lune et les deux jours précédant la pleine lune, donner à l'enfant *à la place* du petit déjeuner une infusion de THYM + à volonté des GRAINES DE COURGE Fink.
   De plus le déjeuner et le dîner débuteront par des CAROTTES et du CHOU en crudités,
   enfin au coucher le soir, on mettra une gousse d'AIL huilée en guise de suppositoire.

l'hépatisme chronique

En médecine, il est de très mauvais ton actuellement de parler de foie malade, de crise de foie, etc. Par contre, le foie serait beaucoup impliqué dans les indigestions passagères et les maladies chroniques selon la sagesse populaire.

Lorsque l'on sait que la bile alcalinise, désinfecte, lubrifie l'intestin, que le foie neutralise les toxines intestinales et les poisons ingérés dont l'alcool, intervient dans la coagulation du sang, la régulation des hormones, le métabolisme des glucides, des lipides, des protides, l'élimination du cholestérol, le stockage des vitamines, etc., n'est-il pas logique de lui attribuer une part plus ou moins importante dans la plupart des maladies chroniques ?

De fait, en soignant le foie, ne voit-on pas le teint s'éclaircir, les dermatoses, l'asthme, la bronchite chronique s'améliorer ou guérir ? Les nausées, les migraines s'atténuer ou disparaître ? La fatigue, la « patraquerie » s'atténuer ou se terminer ?

Alors est-ce la médecine ou la sagesse populaire qui a raison ?

Par hépatisme chronique, nous entendons : les nausées, les céphalées et migraines en rapport avec l'état hépato-digestif, le manque d'appétit, le teint brouillé, la tendance aux dermatoses et aux catarrhes et enfin la « patraquerie ».

pourquoi l'hépatisme chronique ?

Le foie intervenant dans tous les métabolismes, les excès alimentaires vont inévitablement entraîner la fatigue hépatique avec ses conséquences.

Il est l'organe détoxicant et détoxinant ; un mode de vie incorrect, apportant des toxiques ou générant une surproduction de poisons intestinaux, va entraîner, avec le temps, la fatigue puis l'insuffisance relative dans la destruction des toxines et des poisons.

par quoi est causé l'hépatisme chronique ?

A. **Par tous les toxiques exogènes ;** surtout le tabac, l'alcool, les drogues de synthèse mais aussi par les abus de cacao et de chocolat, les pesticides, les additifs alimentaires, etc.
(Voir à « L'alimentation selon le potentiel digestif ».)

B. **Par une surproduction de poisons intestinaux causée par :**
— les inhibiteurs de digestion,
— les aliments surindigestes,
— la surcharge alimentaire globale,
— l'alimentation continue.

comment soigner l'hépatisme chronique ?

1. Supprimer A — B.
2. Un jour sur sept, ensuite un jour sur quinze : diète au velouté de légumes et pommes de terre.
3. Suivre alimentation indiquée page 97.
4. *Au coucher le soir :*
   bouillotte chaude sur le foie.
5. *A jeun dans un verre d'eau chaude :*
   1 ampoule de RADIS NOIR Superdiet.
6. *Au coucher :*
   cataplasme de 2 à 4 cm d'argile rose (ou à défaut d'argile verte) appliqué chaud.
   On pourra décupler l'action de l'argile en ajoutant :
   1 goutte d'huile essentielle de menthe, 1 goutte d'huile essentielle de romarin, 1 goutte d'huile essentielle de camomille,
   mais selon les règles très précises expliquées page 19 dans l'argile *(éditions M.A., auteur Robert Masson) et intitulées :*
   « Voici les règles qui président à l'utilisation synergique argile-aromathérapie. »

la lithiase biliaire

pourquoi la lithiase biliaire ?

Dans certaines conditions, il se produit un ralentissement de la sécrétion biliaire avec perte de la fluidité au niveau hépatique et évacuation difficile au niveau vésiculaire.

La bile trop épaisse stagne et laisse floculer certains de ses constituants dont le cholestérol et certains minéraux ; c'est l'origine des boues et calculs.

par quoi sont causés le ralentissement et la perte de fluidité et évacuation biliaire, générateurs de boues et calculs ?

A. **Les carences en méthionine**

B. **Les carences en lécithine, choline, béthaïne**

C. **Les intoxications** alcoolique, tabagique, médicamenteuses, les pesticides, fongicides, additifs alimentaires, etc.

D. **Les inhibiteurs de digestion**

E. **Les aliments surindigestes**

F. **La surcharge alimentaire globale**

G. **L'alimentation continue.**

comment soigner boues et lithiase biliaire ?

(dans la mesure où elle ne présente pas de danger : crises, enclavement dans le cholédoque, etc.)

1. Supprimer : A — B — C — D — E — F — G.
2. Diète sur un à huit jours au velouté de légumes et pommes de terre.
3. Ensuite diète un jour sur sept.
4. Adopter l'alimentation décrite page 97.
5. *Au coucher tous les soirs :*
   bouillotte chaude sur la région hépato-vésiculaire.
6. *10 jours sur 30 :*
   apport de composés soufrés à jeun dans de l'eau chaude : 1 ampoule de RADIS NOIR Superdiet.

spasmophilie
tétanie
nervosité

Ces troubles quelque peu différents dans leur expression symptomatique ont pourtant des causes communes, à savoir :

A. **Les carences d'apport** en : calcium, phosphore, magnésium, vitamine D 3, complexe B, tocophérol, etc.

B. **La chélation des minéraux et oligo-éléments** par l'acide phytique (soja, excès de céréales complètes), par la nicotine, la caféine, la théophylline, l'alcool, les molécules de synthèse, etc.

C. **L'inaptitude de l'organisme à utiliser** calcium, magnésium, phosphore, oligo-éléments, vitamines, due à une TOXILYMPHÉMIE élevée quelle que soit l'origine de cette TLH exogène, digestive, métabolique ou cellulaire.

D. **Les stress, le surmenage, l'insomnie** tant par le frein aux éliminations et la TLH (toxilymphémie) consécutive que par la perturbation directe cortico-diencépho-endocrinienne.

E. **La carence solaire.**

F. **Les parasitoses** tant par la monopolisation du calcium alimentaire que par la sécrétion de toxines nocives pour le système nerveux et peut-être par voie réflexe, les oxyures, les ascaris et autres peuvent jouer un rôle (parfois essentiel) dans l'étiologie de la nervosité voire de la spasmophilie.

G. **L'insuffisance biliaire quantitative ou qualitative** (due à l'intoxination et l'intoxication) par une émulsion et une absorption incorrecte des lipides et, partant, de la vitamine D 3, est plus souvent qu'on ne l'imagine responsable de spasmophilie, tétanie, décalcification, insomnie, nervosité...

F. **L'hypo-parathyroïdie ou la dysparathyroïdie** est très souvent une cause de ces déséquilibres.

comment soigner la nervosité, la spasmophilie, la tétanie ?

1. Soigner la parasitose parfois en cause.
2. Adopter l'alimentation conseillée page 97.
3. Exercices, aération, ensoleillement intelligemment modulés.
4. Autant que faire se peut, diminuer stress et surmenage.
5. Trente minutes avant les repas (une semaine l'une, une semaine l'autre) :
   — 2 comprimés DOLIMAG Vie naturelle,
   — 2 cuil. à café MINEROLA Superdiet
6. *Milieu des repas :*
   1 comp. P.O.P. + 1 gélule O.S.F.O.R. + *(le midi seulement)* :
   1 gélule VIDEAROLA.

les cancers

Cette étude sans prétention se veut simplement et SEULEMENT *préventive.*

Le mal naissant souvent de l'ignorance, nous pensons que la connaissance des causes importantes peut être utile.

les intoxications cancérigènes

boissons alcoolisées

Chez le buveur de whisky, le risque de développer un cancer de l'œsophage est 25 fois plus élevé que chez le non-buveur. Chez le buveur de bière, il est 10 fois plus élevé que chez le non-buveur (Wynder).

Sheila Sherlock et ses collaborateurs ont établi le rôle primordial de l'alcool et de la cirrhose dans l'étiologie du cancer hépatique. Colligeant 171 cas de cancer primitif du foie qu'ils eurent l'occasion d'observer au Royal Free Hospital, entre 1960 et 1973, 56 % d'entre eux étaient originaires du Royaume-Uni. Parmi eux, 51 % consommaient plus de 100 g d'alcool éthylique par jour et 41 % plus de 200 g.

Edmonson a constaté la très forte proportion d'alcooliques aux États-Unis chez les personnes qui font un cancer du foie ; il affirme qu'un cancer du foie finit par apparaître chez 5 % des sujets cirrhotiques.

Selon les auteurs, il y a de 2,8 à 6,2 % de cirrhoses alcooliques qui finissent par être compliquées de cancer hépatique et, dans l'ensemble, le cancer du foie est 20 fois plus fréquent chez les cirrhotiques que chez les non-cirrhotiques.

En 1937 déjà, Riquet et Trison trouvèrent 93 % de buveurs parmi les cancéreux de l'œsophage.

Le professeur Morice de Caen constate que 92 % des cancéreux des voies digestives hautes sont des buveurs de boissons alcoolisées.

Notons que plus l'alcool est concentré, plus l'action cancérigène est nette ; 100 ml d'alcool sous forme de whisky sont plus cancérigènes que 100 ml d'alcool sous forme de vin.

Mais le vin reste cancérigène comme toutes les boissons alcoolisées. Il faut se souvenir de l'inconscience dans laquelle est en général le buveur de vin quant aux quantités d'alcool ingérées. Lorsque vous annoncez à une personne que son litre de vin 12° absorbé chaque jour correspond à 90 litres d'alcool 50° dans l'année, cette personne est en général sidérée...

Non seulement le vin a une action cancérigène directe par son alcool, mais aussi indirecte car il produit l'indigestion-intoxination en inhibant la digestion par :
— son alcool,
— son anhydride sulfureux,
— ses tanins.

Notons aussi la fréquence élevée de cancers de l'œsophage dans certaines régions de Chine où l'on absorbe du riz brûlant.

poivres et piments

L'auteur de cet ouvrage a observé plusieurs cas de cancer des voies digestives chez des personnes ne fumant pas, ne buvant que de l'eau et mangeant modérément, MAIS absorbant des quantités INVRAISEMBLABLES DE POIVRE OU DE PIMENTS DIVERS.

Dans certaines contrées végétariennes du Japon où l'on absorbe des aliments très épicés, le cancer des voies digestives hautes serait très fréquent.

Il existe donc une forte présomption que l'irritation permanente des muqueuses digestives induite par les poivres, les piments, les épices très fortes, finisse par induire le cancer.

Sauf exception, on ne mangera pas habituellement de plats très épicés. Il ne faut pas confondre les épices fortes (poivre, piments) avec les aromates (estragon, ciboule, sarriette, menthe, cerfeuil, ail, oignons, etc.) qui, antiputrides et riches en oligo-éléments, sont plutôt préventifs du cancer.

thé, café, maté, cacao, cola

« Chez certaines femmes ayant une maladie fibrokystique du sein, il n'est pas nécessaire de prescrire de la vitamine E. Au lieu de cela, la femme se voit contrainte de supporter des “ céphalées par privation de caféine ”, première étape du traitement effectué par le Dr John Peter Minton, PhD, du service de chirurgie de l'Ohio State University College of Medicine, Columbus.

« Depuis sa première publication dans les *Nouvelles médicales du JAMA* (241 : 1221, 1979) rapportant les succès obtenus dans le traitement des kystes bénins du sein par la suppression de la prise de produits contenant des méthylxanthines, Minton a conformé ces résultats sur une plus grande série de femmes.

« Minton soutient qu'un dérèglement du système des seconds messagers est responsable de nombreuses maladies fibrokystiques du sein.

« Les méthylxanthines (caféine, théophylline et théobromine) inhibent l'action de la phosphodiestérase, enzyme catabolique qui dégrade l'A.M.Pc. en A.M.P. et la G.M.Pc. en G.M.P.

« Il en résulte une accumulation intra-cellulaire d'A.M.Pc. et de G.M.Pc. qui stimulent la croissance et le métabolisme cellulaires, aboutissant à la formation de tissu fibreux et de kystes liquidiens.

« La nicotine augmente également les taux de nucléotides cycliques intra-cellulaires en stimulant la libération d'adrénaline. Ce fait justifie de conseiller aux femmes présentant des grosseurs du sein non seulement d'arrêter la prise de thé, cola, café, chocolat et peut-être de certains médicaments à visée analgésique et respiratoire renfermant des méthylxanthines, mais également de cesser de fumer.

« Les dernières découvertes de Minton, présentées à l'Université du Minnesota dans le cadre de la formation médicale continue destinée aux chirurgiens, sont les suivantes : *Parmi 45 femmes ayant arrêté toute prise de méthylxanthine, il y a eu 37 cas de disparition complète des kystes, 7 cas d'amélioration subjective et un cas qui est resté inchangé.* Sur 28 femmes ayant simplement réduit leur consommation de méthylxanthine, il y a eu 7 cas de disparition complète des kystes, 14 cas d'amélioration clinique et 7 cas inchangés. Quinze femmes ont été incapables de diminuer leur consommation de méthylxanthine ; deux d'entre elles ont vu disparaître leur maladie fibrokystique et une autre a signalé une amélioration subjective.

« On a étudié un autre groupe de femmes qui consommaient des méthylxanthines et fumaient également des cigarettes. Sur 20 femmes qui avaient tout arrêté, cigarettes et méthylxanthines, il y a eu 16 guérisons et 4 améliorations. Sur les 7 femmes qui avaient arrêté les méthylxanthines, mais pas les cigarettes, il y a eu 5 guérisons et 2 cas inchangés. Une femme qui avait simplement diminué sa consommation de méthylxanthines et de cigarettes a signalé une amélioration ; deux autres femmes qui ont agi de même ont vu leur état rester inchangé. Enfin, la maladie kystique est restée inchangée chez 3 femmes qui n'avaient diminué ni leur consommation de cigarettes ni celle de méthylxanthines. »

aliments fumés

Du livre *Alimentation et cancer* du Pr. Jean Lederer (Éditions Maloine, Paris) dont nous recommandons vivement la lecture, nous avons extrait les passages suivants hautement significatifs.

Mortalité par cancer et consommation d'aliments fumés

« Fark a constaté que dans la *région du lac de Constance,* où l'on *consomme en abondance de la viande de porc fumée, la mortalité par cancer est particulièrement élevée.*

« Deux publications importantes ont été consacrées à l'étude comparative des pêcheurs des côtes des anciennes Républiques baltes et des populations de même race vivant dans l'intérieur. C'est, d'une part, l'étude de Voitelovitch, Dikun et Shabad et, d'autre part, celle de Kaufmann, Mironova et Shabad.

« Les pêcheurs mangent des quantités considérables de poisson fumé, surtout en hiver. La fréquence du cancer sous toutes ses formes est 2,1 fois plus grande chez eux que chez les personnes de l'arrière-côte ; pour le cancer de l'estomac ou de l'intestin, la fréquence est 3,2 fois plus grande.

« En 1951-1952, la mortalité par cancer était de 318 pour 100 000 dans les villages de pêcheurs et de 149 pour 100 000 dans les villages agricoles ; la mortalité par cancer des voies digestives était de 120 pour 100 000 dans les villages de pêcheurs et de 38 pour 100 000 dans les villages agricoles.

« La même augmentation de fréquence a été observée chez les *ouvriers de l'industrie alimentaire* dans les entreprises où l'on prépare du poisson et de la viande fumés ; ces *ouvriers* consomment plus d'aliments fumés que le reste de la population ; *44 % d'entre eux meurent de cancer et 25,6 % meurent d'un cancer des voies digestives. En outre, les morts par cancer des voies digestives survenaient à un âge beaucoup moins élevé chez eux que chez le reste de la population.*

« *En Islande,* Bailey et Dungal constatent que *les morts par cancer de l'estomac sont beaucoup plus fréquentes qu'aux États-Unis ; elles représentent 45 % des morts par cancer chez l'homme.* Ceci est à mettre en relation avec la nécessité où les gens se trouvent de manger, durant de longues périodes de l'année, des quantités considérables de viande et de poisson fumés.

« Les quantités de benzo-pyrène contenues dans 1 kg de viande de mouton ne sont pas énormes mais correspondent à celles trouvées dans la fumée de 250 cigarettes ; or certains Islandais mangent 1 à 2 livres de cette viande à chaque repas.

« La *truite contient près du double de benzo-3-4-pyrène et est aussi consommée en grandes quantités.*

« Dungal a eu l'attention attirée par la *fréquence particulièrement élevée du cancer gastrique chez les habitants de la petite île de Westmanna ;* il attribue cela au fait que *toute l'eau potable y est contaminée par de la suie provenant des foyers domestiques.*

« Même chez les Islandais émigrés, le cancer gastrique reste fort fréquent ; Chal est frappé par la fréquence de cette forme de cancer chez les Islandais émigrés au Manitoba ; il fait une enquête très détaillée sur les habitudes alimentaires de 715 d'entre eux et constate qu'ils consomment beaucoup plus de viande fumée que les autres habitants du Manitoba et que les Islandais nés en Islande consomment plus de viande fumée que les Islandais nés au Manitoba. »

mycotoxines

« Les mycotoxines sont des toxines sécrétées par les moisissures. Trois moisissures principales sécrètent ces mycotoxines : l'*aspergillus Flavus,* le *penicillium Islandicum,* le *penicillium Expansum.*

« L'ASPERGILLUS FLAVUS se développe dans les arachides contaminées, parfois sur le maïs, le froment (donc le pain), le soja et la fève espagnole. La mycotoxine de l'arachide contenue dans le fourrage de la vache s'élimine par son lait. Heureusement, la quantité présente dans le lait est toujours faible par rapport à la quantité contenue dans le fourrage car elle doit traverser trois filtres (intestin, foie, mamelle).

« Bourjois pense que le syndrome de Reye fréquent en Thaïlande doit être mis en rapport avec l'ingestion d'aliments contaminés par l'aflatoxine ; il a pu en effet reproduire ce syndrome chez le macaque en lui administrant de l'aflatoxine.

« Le Syndrome de Reye se caractérise par :

1. une ENCÉPHALOPATHIE fort grave,
2. une INFILTRATION GRAISSEUSE DU FOIE,
3. une INFILTRATION GRAISSEUSE DU REIN.

« Oettle estime que la fréquence du cancer primitif du foie en Afrique du Sud est à mettre en relation avec la contamination des aliments par l'aflatoxine.

« En Ouganda, 40 % des aliments, selon Alpert, contiennent de l'aflatoxine et 15 % en contiennent plus de 1 p-p-m.

« Or il faut se souvenir que chez le rat qui est un animal

relativement peu sensible, une concentration de 0,015 p-p-m d'aflatoxine dans les aliments suffit à provoquer le cancer du foie. Dans le district occidental du Nil en Ouganda, Vorobhin et Williams trouvent une corrélation significative entre la fréquence du cancer du foie et la répartition des cultures d'arachide.

« En Swaziland, Keen et Martin ont montré que la fréquence du cancer du foie va de pair avec la mise sur le marché d'arachides contaminées par l'aflatoxine.

« Le PENICILLIUM ISLANDICUM est la moisissure du riz qui sécrète trois toxines : la lutéoskyrine, l'islandotoxine, la cyclochlorotine.

1. *En intoxication aiguë,* ces trois toxines donnent des lésions différentes :

a) la lutéoskyrine provoque une NÉCROSE CENTROLOBULAIRE et une DÉGÉNÉRESCENCE GRAISSEUSE DU FOIE,

b) la cyclochlorotine provoque des LÉSIONS PÉRIPHÉRIQUES des LOBULES avec vacuolisation des cellules hépatiques et endothéliales de la région périlobulaire,

c) l'islandotoxine provoque une NÉCROSE CENTROLOBULAIRE.

2. *En intoxication chronique :*

a) la lutéoskyrine provoque des TUMEURS HÉPATIQUES chez la souris,

b) CANCER DU FOIE (peuples asiatiques consommant beaucoup de riz), surtout si le régime est pauvre en protéines.

« Le PENICILLIUM EXPANSUM, grand producteur de *patuline,* est la moisissure habituelle de la pomme.

Ses effets

— La patuline possède un pouvoir carcinogène, cause des SARCOMES ;

— la patuline cause également des SYMPTÔMES NERVEUX ;

— la patuline ajoutée au milieu de culture de cellules humaines provoque la formation d'un grande nombre de CELLULES POLYPLOÏDES.

Elle se trouve dans
— parfois les produits à base de pommes (compote, cidre),
— d'autres fruits peuvent être atteints par la patuline et plusieurs espèces de pénicillium ou d'aspergillus peuvent le produire,
— la patuline est très stable dans le jus de pomme et le jus de raisin,
par contre elle est très peu stable dans le jus d'orange. »

Ces lignes sur les mycotoxines sont extraites d'*Alimentation et cancer,* de Jean Lederer (Éditions Maloine, Paris).

nitrosamines

A l'état naturel, les nitrates se trouvent en très faible quantité dans les tissus végétaux et animaux.

Mais l'utilisation intensive des nitrates comme engrais en agriculture et des nitrites pour le traitement du poisson et des viandes par l'industrie est un danger des plus préoccupants de notre époque.

En effet, dans un suc gastrique acide en présence d'amines, il se forme des nitrosamines, composés doués d'une activité cancérigène puissante.

La proportion de cancers gastriques et hépatiques observée à Workshop est beaucoup plus élevée que la moyenne du Royaume-Uni.

A Narino en Colombie, on constate une forte augmentation des cancers gastriques.

Dans ces deux villes, l'eau est anormalement riche en nitrates.

En Angleterre, on a comparé deux districts où le mode de vie et l'alimentation sont sensiblement les mêmes.

Dans le premier, l'eau de boisson contient 20 milligrammes par litre de nitrates.

Dans le second, l'eau de boisson contient 90 milligrammes par litre de nitrates.

Dans le second, il y a cinq fois plus de cancers.

Partout les observateurs sont d'accord pour admettre que lorsque *toutes les autres conditions de vie sont sensiblement égales,* la teneur de l'eau et des aliments en nitrates et nitrites joue un rôle cancérigène fondamental.

molécules de synthèse employées en agriculture et dans l'industrie alimentaire

De nombreuses molécules ont une action cancérigène prouvée :
— le bleu trypan
— la chysoïdine
— l'orange SS
— le rouge soudan 7B — le brun soudan RR
— le rouge de méthyle
— le brun de thiazine R, etc.
pour ne citer que les colorants.

L'industrie utilise aussi des émulsifiants, des anti-oxydants, des arômes artificiels, des poudres à lever, etc.

Quant à l'agriculture, c'est *larga manu* qu'elle emploie herbicides, fongicides, parasiticides, etc.

Au total, de la production à la consommation, l'être humain ingère des milliers de molécules de synthèse, soit plusieurs grammes par jour.

Bien sûr, ces molécules sont testées sur l'animal de laboratoire mais est-on bien certain que les expériences sont poursuivies aussi longtemps qu'il le faudrait ?

LE POUVOIR CANCÉRIGÈNE D'UN TOXIQUE OU D'UN ADDITIF DE SYNTHÈSE se manifeste le plus souvent **à très longue échéance,** par exemple le cancer dû à l'arsenic ou au tabac.

Si nous sommes bien informés, ces expériences durent de quatre à douze semaines et jusqu'à deux ans pour les pesticides agricoles.

Cela est-il suffisant ?

Nous sommes loin d'en être sûrs. D'autre part, tient-on assez compte du phénomène de **co-carcinogenèse ?**

Deux substances peuvent être considérées comme non cancérigènes, séparément, mais leur rencontre fortuite et imprévisible dans l'organisme peut donner lieu à un composé doué de propriétés cancérigènes.

Donc, compte tenu des deux à trois mille additifs chimiques employés dans l'industrie alimentaire, cela peut donner des milliers de rencontres chimiques cancérigènes imprévisibles.

N'oublions pas non plus que les molécules de synthèse, celles considérées comme non cancérigènes, le sont peut-être INDIRECTEMENT. En effet, beaucoup de ces molécules sont des CHÉLATEURS D'OLIGO-ÉLÉMENTS indispensables à la plupart des réactions enzymatiques de nos cellules, et en particulier à la respiration. Si cela se révélait exact, bien des molécules de synthèse seraient indirectement cancérigènes en favorisant l'anaérobiose.

Non seulement les additifs chimiques sont dangereux mais même les substances indispensables à l'organisme peuvent être nocives *sous la forme synthétique.*

Nous citerons ici l'expérience du Pr Leriche (*Cancérologie,* p. 41) : « Dans une série d'animaux carencés en vitamines, un seul animal a développé une tumeur après quinze applications de méthylcholantrène. Dans une autre série où tous les animaux badigeonnés étaient soumis à un régime additionnel d'une spécialité commerciale contenant toutes les vitamines, *la totalité des animaux a développé des tumeurs.* »

Nous posons donc cette affolante question.

Si des composés aussi indispensables à la vie que les vitamines peuvent se révéler cancérigènes lorsqu'ils sont donnés sous la forme synthétique, qu'en est-il donc alors des additifs et autres produits synthétiques non indispensables à la vie ?

Les molécules naturelles *d'origine organique* possèdent une structure moléculaire DISSYMÉTRIQUE.

Les molécules *minérales ou de synthèse* ont une structure SYMÉTRIQUE.

Sans doute pour les organismes vivants s'agit-il d'une différence fondamentale.

Enfin, nous pensons avec Kalmar que les molécules de synthèse sont peu aptes à entrer dans les chaînes métaboliques normales, d'où nécessité pour l'organisme de créer des chaînes en dehors des métabolismes normaux, lesquelles chaînes paramétaboliques entraînent à plus ou moins longue échéance LE VIEILLISSEMENT PRÉMATURÉ, LA CANCÉRISATION DES RACES, LE BOULEVERSEMENT TÉRATOGÈNE DES CHROMOSOMES.

Dans la mesure du possible, en consommera des végétaux produits sans engrais chimiques ni pesticides de synthèse, on mangera des œufs, du fromage, des viandes en provenance de fermes utilisant des méthodes dites biologiques mais on sera toujours vigilant sur l'authenticité des garanties.

tabac

Selon les statistiques, 95 à 98 % des cancéreux du larynx, des bronches et du poumon sont des fumeurs.

N'est-il pas normal qu'un cocktail de nitrite, de nicotine, de cadmium, de sels de polonium, de cyanure, de benzo 3-4 pyrène, d'oxyde de carbone dont chaque composant est déjà cancérigène, voit cette nocivité se décupler en association avec ce cocktail mortuaire ?

Le tabac est cancérigène par des actions multiples :

— irritation cellulaire chronique ;
— brisures de chromosomes ;
— chélation d'oligo-éléments et en particulier du sélénium dont le rôle protecteur vis-à-vis du cancer est mis en évidence en URSS, et aux États-Unis ;
— diminution considérable de l'apport d'oxygène aux tissus tant par la dégénérescence alvéolaire que par la fixation stable d'oxyde de carbone sur les hématies, il favorise une anaérobiose cancérigène.

notre conseil

Suppression totale mais PROGRESSIVE du tabac : tolérance pour un petit cigare les jours de fête ou les « grandes occasions ».

Pour mieux supporter la suppression progressive du tabac, il sera nécessaire de pratiquer la culture physique soigneusement dosée et modulée en fonction de l'individu. Il faut remplacer la STIMULATION PATHOLOGIQUE DU TABAC PAR LA VITALISATION PHYSIOLOGIQUE DE L'EXERCICE.

attention, très important

Si une personne fume depuis une très longue date et surtout s'il s'agit d'un grand nerveux hypersensible aux stress, la suppression du tabac doit être EXTRÊMEMENT PROGRESSIVE.

Pour un fumeur de 30 cigarettes en 24 heures, on diminuera de 5 cigarettes par mois, ce qui donnera :

1er mois : 25 cigarettes
2e mois : 20 cigarettes
3e mois : 15 cigarettes
4e mois : 10 cigarettes
5e mois : 5 cigarettes
6e mois : aucune cigarette

En effet, la suppression brusque du tabac peut favoriser UN PROCESSUS CANCÉREUX TRÈS ÉVOLUTIF par trois mécanismes :

1. Le stress de la suppression, par le choc CORTICO-HYPOTHALAMO-ENDOCRINIEN, peut perturber tous les métabolismes.

2. Lorsque l'organisme ne peut neutraliser ni éliminer totalement certains poisons, l'intelligence somatique utilise ces poisons à la place de certaines hormones ou certaines incitations nerveuses. L'intelligence somatique va supprimer certaines incitations neuro-végétatives, certaines sécrétions endocriniennes et utiliser à la place le toxique pris régulièrement.

La suppression brutale d'un poison pourra s'accompagner de constipation, bradycardie, hypotension, anarchie cellulaire.

3. Le grignotage entre les repas, la prise de bonbons, gâteaux, chocolat, sucreries pris en compensation, vont être un des mécanismes favorisant l'obésité de suppression tabagique, mais aussi l'indigestion-intoxication cancérigène.

les trois C

Les trois C sont :

1. les conserves,
2. les charcuteries,
3. les confiseries du commerce courant.

Ces produits peuvent, bien sûr, être utilisés en « dépannage » mais nous en déconseillons formellement l'usage habituel.

En effet, c'est dans les trois C que se trouvent le maximum d'additifs, le maximum de molécules de synthèse employées dans l'alimentation.

Nous rappelons que nous savons bien peu sur la toxicité et le pouvoir cancérigène à LONGUE ÉCHÉANCE des molécules de synthèse et encore bien moins sur le phénomène de co-carcinogenèse, sans parler de notre ignorance quasi complète de leur action chélatrice sur les vitamines et oligo-éléments.

Il va sans dire que notre point de vue est tout autre vis-à-vis des conserves, charcuteries et confiseries garanties sans aucun additif.

l'indigestion-intoxication chronique

Si l'on excepte les cancers du sein, les cancers génitaux où la perturbation psycho-diencéphalo-endocrinienne joue un rôle majeur et si l'on excepte également les cancers pulmonaires et de la vessie dus au tabac, on s'aperçoit que la **quasi-totalité des cancers touche le tube digestif et les glandes annexes.**

Comment expliquer ce phénomène capital que ne semblent pas souligner les chercheurs de laboratoire ?

On sait que les cancéreux ont un tube digestif délabré et souffrent d'une exceptionnelle fermento-putrescence intestinale.

On comprend que l'empoisonnement, le « bain » et l'imprégnation toxiniques permanents des structures digestives, du pancréas et du foie finissent par cancériser ces organes.

Or, ce bain toxinique des structures digestives et glandes annexes est provoqué par l'empoisonnement gastro-intestinal dû lui-même à l'indigestion chronique.

L'indigestion chronique est causée principalement par :

— les inhibiteurs de digestion

— les aliments surindigestes

— la surcharge glucido-lipidique
— l'alimentation continue ou grignotage.

Le mal est aggravé du fait de la carence en fibres ; le poids des selles de *l'Africain* sur une durée de 24 heures est de *350 g*, le poids moyen des selles sur une durée de 50 heures est de *150 g* pour *l'Européen* ; il y a donc FÉCALO-CONCENTRATION *chez l'Européen et contact maximal des composés cancérigènes avec la muqueuse.*

De plus, la durée moyenne du transit est de 24 heures chez l'Africain, de près de 50 heures chez l'Européen; la durée du contact avec les composés cancérigènes est donc manifeste.

Corroborant nos observations, les examens coprologiques (examen des selles) mettent en évidence la présence d'une clostridie très spéciale dégradant les sels biliaires en composés cancérigènes puissants dans le cas de cancer du côlon.

Pourtant, à notre sens, ce sont non seulement les composés cancérigènes provenant d'une dégradation pathologique des sels biliaires qui sont cancérigènes, mais aussi *l'ensemble des poisons intestinaux lorsqu'il y a* STAGNATION DES MATIÈRES FÉCALES (quelle qu'en soit la cause), ou SURPRODUCTION DE POISONS INTESTINAUX par ralentissement digestif dû à :

A. — **L'utilisation d'inhibiteurs de digestion**

— sirops,
— bonbons,
— sodas, limonades, boissons à base de cola,
— café, thé, maté, cacao,
— boissons alcoolisées en général et vins en particulier,
— fruits et tomates aux repas comprenant des glucides.

B. **L'utilisation d'aliments surindigestes**

— graisse de coprah, coco, palme,
— lait pour l'adulte,
— café au lait,
— mueslis,
— miel (s'il n'est pas pris seul),
— charcuterie,
— certaines pâtisseries,

— lait U.H.T.
— raviolis,
— pizzas.

C. **La surcharge alimentaire globale**

D. **L'alimentation continue**
(l'individu grignote tout le temps)
• soit par perturbations psychologiques, compensation alimentaire ;
• soit par insatisfaction gustative aux repas ;
• soit par insatisfaction physiologique : crudivorisme, végétalisme, macrobiotique, etc.

Pendant la guerre de 1939-1945, dans les camps de concentration, malgré les conditions psychologiques que l'on sait, LE CANCER N'EXISTAIT PAS. Mieux, **des prisonniers porteurs d'une tumeur à l'incarcération virent souvent leur tumeur guérir spontanément.**

Or la réduction des quantités alimentaires est facteur essentiel de DIMINUTION MASSIVE DANS LA PRODUCTION DES POISONS INTESTINAUX, d'où la rareté du cancer si l'alimentation est MESURÉE.

Citons enfin les travaux du Dr C. Kousmine (*Soyez bien dans votre assiette,* Paris, Tchou). Ce médecin a observé que les souris cancéreuses supportent des doses de poisons intestinaux mortelles pour les souris saines, **la tumeur apparaissant comme un véritable abcès de fixation pour les poisons intestinaux.**

De plus, ce médecin a fait, lors d'opérations, des prélèvements aseptiques de tissu tumoral.

Dans des cultures parfois difficiles et ayant nécessité plusieurs repiquages, le laboratoire spécialisé qui s'en est chargé **a trouvé régulièrement des bactéries, hôtes habituels de l'intestin : colibacilles, corynebactéries, etc.**

NB. A propos de la caféine de la théophylline de la théobromine tenir compte du chapitre : « L'alimentation en fonction des habitudes ».

les causes extra-alimentaires

inactivité physique

Le manque d'exercice physique joue un rôle important dans la genèse des cancers.

On a en effet prouvé en laboratoire l'effet préventif de l'exercice physique sur l'apparition du cancer chez l'animal d'expérience.

comment l'exercice physique assure-t-il une protection ?

1. Par utilisation de calories ; cela équivaut à une alimentation hypocalorique.
2. Par une relative acidification des humeurs.
3. L'hyperthermie engendrée par les exercices physiques intenses suractive le système réticulo-endothélial capable de détruire dans ces conditions les cellules cancéreuses.
4. Par amélioration des capacités digestives et, de ce fait, réduction dans la production des poisons intestinaux cancérigènes.

transferts morbides

Dans les cas d'intoxication exogène ou d'indigestion-intoxination, les émonctoires (foie, intestin, peau, reins, poumons) sont dépassés dans leurs possibilités éliminatoires.

Dans ce cas, l'intelligence somatique pour éviter l'accumulation des toxiques et poisons dans les humeurs crée DES MALADIES-SOUPAPES : DERMATOSES OU CATARRHE CHRONIQUE.

Ces maladies, en épurant les humeurs, sont véritablement des MALADIES PROTECTRICES DE LA VIE.

Si le thérapeute ignore cette expression de l'intelligence somatique et combat de façon ANTISYMPTOMATIQUE sans supprimer les causes, en appliquant par exemple des pommades sur un eczéma ou en utilisant un « asséchant » bronchique dans le cas d'une bronchite catarrhale non infectieuse, il va REFOULER À L'INTÉRIEUR DES HUMEURS les toxiques exogènes et poisons intestinaux, créant des MALADIES PROFONDES TRÈS GRAVES telles qu'infarctus, arthrose, cancer entre autres.

Il ne s'agit pas d'une vue de l'esprit ; tout thérapeute *averti du phénomène* sera à même d'observer cela tout au long de sa carrière.

vêtement

Pour beaucoup de cancérologues, l'irradiation par les ultraviolets solaires serait responsable du cancer de la peau.

En réalité, le cancer naît sur la peau aux endroits où il se forme des poches de cholestérol, par exemple visage et mains.

Lorsque l'irradiation est répartie sur la surface totale du corps (exemple des peuples vivant nus, ou des nudistes), il se produit une répartition HOMOGÈNE DU CHOLESTÉROL et de ce fait aucun risque de cancérisation.

Par contre, par le vêtement, lorsqu'une faible surface de peau est irradiée, il SE FORME DES POCHES DE CHOLESTÉROL, POINT D'APPEL DU CANCER.

Voilà pourquoi la peau du visage d'un Blanc habillé contient quatre fois plus de cholestérol que celle d'un Noir qui vit sous les tropiques.

Alors que la peau du visage d'un Blanc contient quatre fois plus de cholestérol que celle de son ventre, chez le Noir la teneur est sensiblement identique.

En fait, ce n'est pas le soleil qui est cancérigène mais le vêtement qui entrave la répartition homogène du cholestérol et fait naître ces poches de cholestérol cancérigène au niveau de la peau.

Un simple raisonnement suffit à démontrer que ce n'est pas le soleil qui est responsable du cancer de la peau, mais bien le port du vêtement, cela amenant à renverser une fausse théorie.

En effet, est-il bien logique de prétendre que le cancer des agriculteurs et des marins est dû à une longue exposition solaire alors que certaines peuplades (les Soulas, les Saros et les Basoutos entre autres) sont pratiquement indemnes de cancérose de nos jours et qu'elles l'étaient totalement avant que les Blancs ne les fassent « bénéficier » de leur « civilisation » ?

Qui oserait donc prétendre que le soleil est plus meurtrier sur nos côtes et dans nos campagnes que sous l'Équateur ?

En conclusion, le taux de cholestérol cutané est d'autant plus élevé que la surface tégumentaire irradiée est réduite.

Ce chapitre fort intéressant est extrait de *Survivre au cataclysme final — naturisme et cancérose,* de Marcellin Arnal.

stress psychologique

Les multi-micro-stress répétés journellement — soucis, tensions psychiques, contrariétés, vexations, chagrins, etc. — et les grands stress : maladies graves, accidents, deuils trop rapprochés génèrent parfois un déséquilibre cortico-hypothalamo-endocrinien avec perturbation au niveau des gonades.

L'équilibre hormonal rompu peut être cause de kystes, fibromes, cancers à ce niveau.

les carences

carences alimentaires en oligo-éléments

L'agriculture intensive produit des aliments déséquilibrés, carencés en oligo-éléments et moins chargés en vitamines.

L'industrie par raffinages excessifs soustrait encore des minéraux, des oligo-éléments, des vitamines à ces aliments déjà carencés.

Il parvient donc sur la table du consommateur des aliments moins aptes à être digérés et métabolisés normalement car carencés en catalyseurs, oligo-éléments, vitamines, diastases, etc.

Ces carences en cuivre, bore, vanadium, zinc, cobalt, nickel, sélénium vont entraîner des perturbations à tous les niveaux du métabolisme et de la respiration cellulaire.

Qu'il me suffise de citer les carences en manganèse, oligo-élément indispensable à la respiration cellulaire, à la carence en sélénium probablement cause partielle du cancer du sein, la carence en molybdène qui permet l'accumulation de nitrates dans les végétaux.

L'agriculture et l'élevage intensifs, l'industrie alimentaire devraient être modifiés pour éviter de porter atteinte à la santé de l'homme.

autres causes

- une certaine hérédité,
- la pollution atmosphérique,
- les intoxications médicamenteuses chroniques,
- l'abus d'examens radiologiques,
- les parasites intestinaux,
- les maisons situées sur des courants d'eau souterrains,
- les contacts professionnels avec des produits cancérigènes, etc.

proportion (en %) des organes touchés
sur cent cancers diagnostiqués

	Hommes	Femmes
Peau	4	11
Voies aéro-digestives supérieures	21	3
Appareil respiratoire	14	3
Appareil digestif	28	20
Organes génitaux	8	25
Voies urinaires	6	3
Divers	12	13

Ce pourcentage de cancer en fonction des organes appelle pour nous les commentaires suivants :

Si l'on excepte les cancers du sein, de l'utérus, des ovaires chez la femme, de la prostate chez l'homme *où la participation hormonale joue un rôle considérable.*

Et si l'on excepte les cancers de la bouche, du larynx, du pharynx, des bronches, des poumons *dus au tabac* — si l'on sait que le cancer de la vessie est causé *par le tabac* — on s'aperçoit que *le cancer atteint surtout le tube digestif et les glandes annexes* (foie, rate, pancréas)...

Comment expliquer ce phénomène ?

1. C'est au niveau du tube digestif que les agents cancérigènes (alcool, méthylxanthines, nitrosamines, mycotoxines, goudrons des fumures, etc.) ont une CONCENTRATION MAXIMALE.
2. Du fait du ralentissement de la digestion par :
   A. les inhibiteurs de digestion,
   B. les aliments surindigestes,
   C. la suralimentation globale,
   D. l'alimentation continue,

la production de poisons intestinaux est décuplée et les structures du tube digestif, du foie, de la rate, du pancréas subissent en permanence *un bain toxinique cancérigène.*

connaître les signaux d'alarme classiques

Œsophage

Difficulté à avaler, sensation de « boule qui remonte », hoquet...

Estomac

Douleurs gastriques persistantes, pesanteurs, nausées, vomissements de sang, dégoût pour les graisses, les viandes et le tabac.

Côlon et rectum

Saignements visibles dans les selles, écoulement anal anormal constitué de glaires sanguinolentes, alternance de constipation et de diarrhée, ballonnement douloureux.

Larynx

Un enrouement persistant plus de 2 à 3 semaines, une modification du timbre de la voix, une toux chronique.

Poumon

Une toux persistant plus de 2 à 3 semaines avec altération de l'état général, des crachements teintés de sang.

Vessie

Apparition soudaine de sang dans les urines persistant par la suite, difficultés à uriner.

Prostate

Besoin d'uriner plus souvent, surtout la nuit, difficultés pour uriner (attente, blocage, jet faible, douleur).

Col utérin

Saignements légers entre les règles (pertes vaginales rosées ou brunâtres), parfois provoqués par un rapport sexuel ou la toilette. Parfois ces signes sont absents et le cancer n'est révélé que par un frottis général.

Corps utérin

Saignements légers après la ménopause se transformant parfois en pertes troubles ou purulentes dues à une surinfection.

Sein

Apparition d'une grosseur au sein ou d'un ganglion à l'aisselle détectable à la palpation, apparition de croûtelles ou d'eczéma sur le mamelon avec suintement de celui-ci.

Leucémie

Fatigue, pâleur, fièvre, douleurs osseuses, infections fréquentes.

Système lymphatique

Atteinte de l'état général avec fièvre, fatigue, perte de poids, sueurs et démangeaisons nocturnes, apparition d'une tuméfaction au niveau d'un ganglion (cou, aisselle, aine). Chez l'adulte, la modification d'un ganglion doit provoquer la consultation.

Peau

Une plaie qui ne guérit pas, un grain de beauté ou une verrue qui se modifie et se met à saigner spontanément.

connaître les signaux d'alarme en naturopathie

le visage

« Il apparaît souvent " SALE D'ASPECT " — malgré la meilleure hygiène corporelle —, une sorte d'ANGOISSE ORGANIQUE s'y lit souvent comme UNE SORTE DE SOUFFRANCE ET D'ÉTREINTE DES TRAITS.

« En regardant attentivement le visage, les traits des vedettes atteintes par le CANCER dont la presse publie souvent les photographies, on se fera une idée du " masque cancéreux ".

« La femme ayant un visage assez triangulaire avec pommettes très saillantes et joues très creuses (visage utérin si l'on peut dire) est exposée et fera très souvent un fibrome de l'utérus et parfois un cancer » (Anne Bernard).

(Extrait de l'article Esquisse morphologique de l'ombre cancéreuse de la revue *Iridologie naturopathie Actualités*, janvier 1982.)

les yeux

En iridologie de terrain, la prédisposition au cancer et aux tumeurs en général se manifeste par le cumul des signes suivants :

- *Taches toxiniques*

Plus elles sont foncées, plus elles sont nombreuses et géométriques, plus l'influence morbide est importante (Bernard Jensen).

- *Les fibres anarchiques*

Par rapport à la pupille les fibres iriennes sont disposées de façon radiale.

Si des fibres iriennes sont disposées perpendiculairement aux fibres radiales, ces fibres anarchiques semblant « flotter » dans la trame indiquent une prédisposition.

- *L'iris duveteux*

Nous avons ainsi appelé un iris dont la périphérie semble recouverte d'un très fin et léger duvet. Ce signe n'a pas la valeur des signes précédents mais s'il coexiste avec les taches toxiniques et les fibres anarchiques, il majore nettement leur signification.

- *La fuite pupillaire* (Gaston Verdier).
- *La disparition du cercle métabolique* (Gaston Verdier).

la peau

Elle comporte souvent des taches rubis, des taches brunes ou noires qui envahissent le dos, le thorax, le visage et qui doivent attirer l'attention lorsqu'elles FONCENT, GRANDISSENT OU BOURGEONNENT. L'absence de sueur ou la sueur très fétide doivent aussi attirer l'attention.

le psychisme

Chaque individu redoute le cancer dans ses multiples formes et cela est absolument normal.

Mais lorsqu'il y a angoisse véritable depuis des années, lorsqu'il s'agit d'une peur véritablement profonde, permanente, quasi « viscérale », on peut considérer cette angoisse comme un signe d'alarme fiable (Dr Jacques Michaud).

Bien entendu, aussi bien dans les signes d'alarme classiques que pour les signes naturopathiques, le cumul augmente les possibilités d'atteinte du mal.

Si, amie lectrice, ami lecteur, vous constatez des signes alarmants, vous devez consulter un praticien compétent. Il est nécessaire d'être « fixé » et si un processus cancérigène débutait, il existe maintenant des thérapies efficaces et non iatrogènes.

S'il n'y a aucune prolifération maligne (ce qui sera le cas en général), vous suivrez les conseils du chapitre : « TRÈS CONCRÈTEMENT, COMMENT ÉVITER LE CANCER » *car seules l'instruction, la connaissance des causes du cancer pourront dans l'avenir faire disparaître ce fléau né de l'ignorance des hommes.*

très concrètement comment éviter le cancer

- **Éviter ou réduire considérablement**

— TABAC
— ALCOOLS, VINS, BIÈRES, CIDRE
— CAFÉ, THÉ, MATÉ, CACAO, COLA
— ALIMENTS FUMÉS
— ALIMENTS ET BOISSONS ABSORBÉS BRÛLANTS
— PIMENTS ET POIVRES UTILISÉS DE FAÇON HABITUELLE
— LES TROIS « C » : CONSERVES, CHARCUTERIES, CONFISERIES DU COMMERCE.

- **Utiliser de préférence**

les ALIMENTS PROVENANT DE L'AGRICULTURE ET ÉLEVAGE BIOLOGIQUES.

- **Adopter une alimentation**

— NATURELLE
— ÉQUILIBRÉE
— MESURÉE
— INDIVIDUALISÉE décrite dans cet ouvrage.

- **Réduire intelligemment les quantités alimentaires**

- **Utiliser largement les aromates :**

menthe, thym, cannelle, oignon, sarriette, estragon, persil, ciboule, origan, ail, échalote.

- **Pratiquer la détente, la relaxation ; éviter l'insomnie** pour diminuer l'impact des stress au sens le plus large du mot.

- **Journellement, pratique du sport jusqu'à essoufflement**

le jeûne

Pour le naturothérapeute et le naturopathe, le jeûne a une double importance ; premièrement, en raison *des résultats qu'il permet d'obtenir dans diverses pathologies* et, deuxièmement, en fonction de ses possibilités d'utilisation rythmée chaque fois que le patient *refuse un réglage alimentaire précis* ou est *inapte plus ou moins à comprendre l'importance de l'alimentation,* ce qui, dans la pratique, est malheureusement fréquent.

Dans ces cas, le jeûne par la désintoxication et la désintoxination périodiques permet, malgré le refus d'un réglage alimentaire, une amélioration considérable ou la guérison du patient.

Mais tout d'abord que faut-il entendre couramment par le jeûne ?

LE JEÛNE est l'abstinence pour une période plus ou moins prolongée de tout aliment à l'exception de l'eau.

Examinons pourquoi le jeûne permet l'auto-guérison de l'organisme et ses MÉCANISMES D'ACTION PRINCIPAUX.

Mais pour mieux comprendre cette action, je ferai le petit tableau suivant :

en alimentation courante

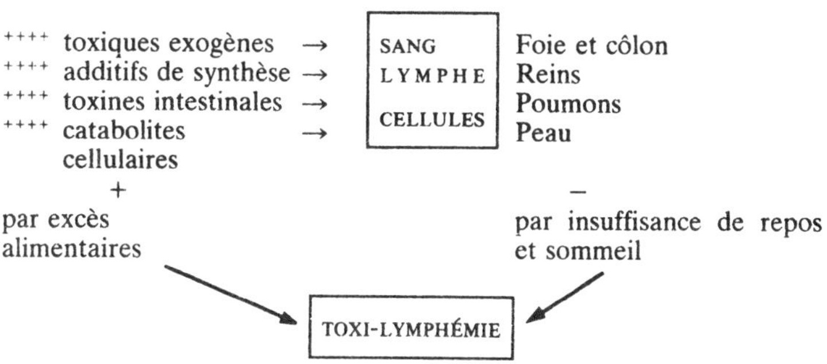

pendant le jeûne

– 0 toxique exogène
– 0 additif de synthèse
– 0 toxine intestinale
– ++ catabolites cellulaires

SANG
LYMPHE
CELLULES

Foie et côlon
Reins
Poumons
Peau

–

\+
activité décuplée car l'énergie nécessaire à l'anabolisme devient disponible pour le catabolisme.

Après un certain temps, réduction en fonction de l'abaissement métabolique.

DÉTOXICATION-DÉTOXINATION
suppression : toxiques exogènes additifs – toxines intestinales
réduction : catabolites +
activation élimination
donc élimination facile des catabolites mais encore du *retard éliminatoire dû à une vie contre-nature.*

Donc, pendant le jeûne, se produisent vomissement de bile et mucus, urines très chargées, pertes vaginales, etc., qui sont en fait des crises d'élimination.

L'énergie vitale économisée par la suppression de la mastication-digestion-absorption et par la réduction anabolique devient disponible pour l'activation du catabolisme en général ; toutes les éliminations sont activées dans un premier temps et ensuite « tendent » à s'équilibrer avec la production de catabolites mais en cours de jeûne une recrudescence des éliminations peut se produire à tout moment.

Le second mécanisme par lequel le jeûne agit est le REPOS PHYSIOLOGIQUE.

Imaginez un *cœur malade* dont le rythme est de *80 systoles-*

minute; cela correspond approximativement à *115 000 pulsations par 24 heures.* Or par le jeûne le rythme cardiaque s'abaisse progressivement. Si notre cardiaque voit son rythme amené *à 60 pulsations-minute = 85 000 systoles par 24 heures,* cela fera une *économie de 30 000 systoles par jour.*

Comment s'étonner alors de la restauration de certaines structures ou fonctions estimée impossible par le cardiologue ?...

Prenons le cas d'un malade porteur d'un *ulcère gastrique;* l'arrêt *sécrétoire et péristaltique* pendant le jeûne va permettre *la restauration intégrale de la muqueuse,* etc.

Le troisième mécanisme par lequel le jeûne permet l'autoguérison est L'AUTOLYSE CONTRÔLÉE.

Du fait des *enzymes intra-cellulaires* qu'il possède, le corps est capable de **construire** ses tissus mais aussi de les **détruire** par autodigestion.

Les cellules d'un individu qui jeûne ont aussi besoin d'amino-acides, glucose, triglycérides, glycérol, etc. L'apport alimentaire étant suspendu, *l'intelligence homéostasique* va déclencher des autolyses de tissus *non essentiels* à la poursuite de la vie pour nourrir *les tissus essentiels* et fondamentaux.

Sont autolysés :

A. Les TISSUS PATHOLOGIQUES (épanchements, tumeurs, floculats, kystes, tissus sclérosés, etc.).
B. Les PROTÉINES MUSCULAIRES.
C. Les TRIGLYCÉRIDES ADIPOCYTAIRES.

Cette autolyse, cette autodigestion des tissus s'effectue en raison inverse de l'importance des tissus.

Plus le tissu est pathologique, vieilli, sclérosé, tumoral, moins il est important pour la conservation, la continuation de la vie et plus il subit l'autodigestion.

Par contre, plus le tissu est noble (cœur, système nerveux, endocrines, etc.), moins il subit ou très peu l'autolyse : le processus est dirigé avec une *intelligence fantastique.* C'est ce qui explique l'autolyse des tumeurs pendant le jeûne.

Il faut dire deux mots de la *provenance du glucose pendant le jeûne.*

Le foie ne contient que 75 à 150 g de glucose en réserve. *Dès le second jour de jeûne, ces réserves sont épuisées,* aussi la néoglucogenèse est-elle très active chez le jeûneur.

Chez un homme à jeun depuis *deux jours, 60 %* du glucose néo-formé provient de la conversion des *acides aminés. 25 % des lactates et des pyruvates* (cycle de Cori) *et 15 % seulement du glycérol.*

Au-delà de cinq jours de jeûne, *la néoglucogenèse* s'effectue principalement à partir des *substrats lipidiques.*

Dans le jeûne prolongé, le cerveau **cesse d'être gluco-dépendant et acquiert la capacité d'utiliser les corps cétoniques qui dérivent de l'oxydation des acides gras par le foie.**

Pendant le jeûne prolongé, le métabolisme général diminue considérablement ; voici un tableau comparatif :

Homme de 70 kg recevant avant le jeûne 1 800 calories [1].

Avant jeûne *consommation/24 h*		*Pendant jeûne prolongé* (au-delà de 10-15 jours) *consommation/24 h*
160 g	*triglycérides*	150 g
75 g	*amino-acides*	20 g
180 g	*glucose*	85 g

Il faut noter que sur ces 85 g de glucose consommés en 24 heures pendant un jeûne prolongé, 36 g vont aux tissus gluco-consommateurs exclusifs (hématies, leucocytes) et 44 g au cerveau, le cerveau utilisant, d'autre part, 47 g de corps cétonique par 24 heures.

Les autres tissus empruntent aux acides gras libres la totalité de leurs besoins énergétiques. Ainsi la néoglucogenèse est réduite de moitié, la contribution des acides aminés est fortement réduite.

Il est intéressant de noter que, dans le jeûne prolongé, la part des reins dans la néoglucogenèse devient très importante par 24 heures : 40 g pour les reins, 45 g pour le foie.

1. *Nutrition, métabolisme et diététique,* Paris, Flammarion (Médecine).

le problème des lavements et des purges en pré-jeûne

Pour le sheltonien, il y aurait stérilisation des matières fécales pendant le jeûne ; or rien n'est prouvé. Ce que l'on sait est qu'*au bout de sept jours de jeûne, l'estomac est vierge de bactéries,* mais s'il a fallu sept jours pour stériliser l'estomac, *combien de semaines faudra-t-il pour stériliser le côlon contenant des quantités de bactéries des milliards de fois supérieures ?*

Pour les sheltoniens, il faut éviter purges et lavements car l'énergie ainsi soustraite à l'organisme pour éliminer la purge ou les lavements peut manquer à l'organisme pour des tâches plus urgentes ou pour l'élimination rénale ou autre.

Mais ne peut-on se poser la question de savoir : *où est la dépense d'énergie la plus importante? Dans le travail rapide d'élimination d'une purge ou lavement + matières fécales ou dans l'effort extraordinaire de stérilisation de matières fécales pendant toute la durée du jeûne ?*

En fait, le problème n'est pas là mais réside dans le fait que si l'on n'a pas vidé le tube digestif avant le jeûne, **on se prive partiellement de l'activité émonctorielle du tube digestif encombré par les matières fécales.** Il suffit de vérifier par l'expérience ; après une purge en début de jeûne, la langue, l'haleine sont beaucoup plus rapidement chargées et **les éliminations, commençant plus rapidement, sont plus importantes et avec moins de malaises** (notamment absence de gaz pendant le jeûne).

Enfin, et c'est cela le plus important, pendant le jeûne **les matières fécales se durcissent et le côlon devient relativement atone.** Si les premières évacuations se manifestent les premiers jours du jeûne, les matières non encore trop durcies, le côlon encore tonique, les évacuations s'effectueront à peu près normalement.

Mais si les évacuations se déclenchent après deux ou trois

semaines de jeûne, *le durcissement des matières fécales et l'atonie du côlon poseront un problème sérieux d'efforts de défécation non suivis d'effet, fatigue, irritabilité, douleurs, hémorragies si la défécation d'ailleurs partielle survient avec ensuite impression de pesanteur, rétention et malaises perturbant considérablement la sérénité du jeûneur.*

Dans certains cas, le côlon est tellement atone et les selles tellement durcies que l'effort d'évacuation est insupportable et la syncope survient.

Voilà pourquoi nous sommes pour **l'évacuation du tube digestif en pré-jeûne** et ceci non pas forcément avec purge ou lavements mais par l'alimentation suivante :

Matin
Pruneaux ou figues trempés.

Midi
Épinards ou choux à l'étouffée.

17 h
Pruneaux ou figues trempés.

Soir
Poireaux vinaigrette.

Examinons maintenant les contre-indications et indications du jeûne.

les contre-indications

- la tuberculose pulmonaire ;
- la myopathie pseudo-paralytique grave ;
- diabète maigre ;
- grande faiblesse avec insuffisance émonctorielle ;
- obésité avec insuffisance émonctorielle ;
- peur du jeûne.

les indications

- les gastrites, entérocolite, ulcères, tous les désordres digestifs ;

- l'asthme, les catarrhes chroniques ;
- les infections chroniques ;
- l'acné, l'eczéma, le psoriasis ;
- les rhumatismes divers, l'arthrose ;
- l'artériosclérose et l'athérosclérose ;
- les maladies cardio-vasculaires en général ;
- les tumeurs et cancers.

Le jeûne par :

1. la mise à jour éliminatoire
2. le repos physiologique
3. l'autolyse contrôlée

est extraordinairement polyvalent et souvent efficace mais le jeûne est aussi indiqué **dans certaines maladies de carences.**

CERTAINES ANÉMIES dont la cause n'est pas une carence en acide folique, en B 12, en cobalt ou en fer ou encore en aminoacides mais l'inaptitude pour l'organisme à élaborer des hématies en fonction de la saturation toxique et toxinique de la moelle osseuse due à la TOXI-LYMPHÉMIE, le jeûne en détoxicant et en détoxinant permet l'utilisation correcte des matériaux nutritifs nécessaires à l'élaboration des globules rouges.

Certaines décalcifications, certaines déminéralisations participent du même mécanisme. Elles ne sont pas dues à des carences d'apports mais à la toxi-lymphémie perturbant les endocrines participant au métabolisme minéral en général et calcique en particulier. Là encore, le jeûne sera le facteur curatif par excellence ; n'est-il pas surprenant pour le profane de voir des ongles cassants ou friables devenir solides et résistants durant le jeûne ?

quels sont les signes indiquant que le jeûne est terminé ?

— la langue devient propre et l'haleine pure ;
— les urines deviennent claires ;
— la température centrale redevient normale ;
— la faim est persistante.

Mais il faut noter que, *si la langue reste chargée, l'haleine fétide, c'est-à-dire que si la désintoxination n'est pas terminée mais si la FAIM RESTE PERMANENTE ET PERSISTANTE, il faut rompre le jeûne car les RÉSERVES SONT ÉPUISÉES.*

Poursuivre le jeûne sous prétexte que la désintoxination n'est pas terminée (langue sale, haleine fétide) fait entrer le patient dans la période d'INANITION avec lésions irréversibles pour l'organisme.

quels sont les symptômes qui doivent conduire à la rupture du jeûne ?

1. Baisse de la température centrale (il faut rompre et réchauffer rapidement) ;
2. Pétéchie (rupture des capillaires).
3. Rétention d'urine.
4. Respiration difficile avec mauvais état général.
5. Cœur très lent ou très rapide avec mauvais état général.
6. Sensation de chaleur aux extrémités alors que ces extrémités sont froides (il faut rompre le jeûne et réchauffer le patient).
7. Peur de mourir.

Le jeûne se montre ainsi l'arme numéro un du naturothérapeute mais nous ne disposons pas tous de clinique pour surveiller des jeûnes de plusieurs semaines ou simplement de plusieurs jours.

Il nous est donc impossible de prescrire des jeûnes sous surveillance mais nous pouvons, avec le plus grand bénéfice, prescrire des jeûnes rythmés un jour sur quinze ou sur sept par exemple.

Les jeûnes sont en général bien acceptés, surtout par les personnes qui refusent un réglage alimentaire précis, ce qui est courant.

Dans ces cas, on conseillera le jeûne, ce qui s'avère le plus efficace, ou bien les monodiètes soit au riz, soit aux pommes cuites, soit au potage de légumes et pommes de terre.

Mais ne nous y trompons pas ; ce n'est pas l'aliment qui est curatif, c'est le fait que la monodiète ou la diète se rapproche d'un jeûne.

Ainsi une diète à six pommes cuites / 24 heures est moins efficace qu'une diète à cinq pommes cuites, elle-même moins agissante qu'une diète à trois pommes cuites / 24 heures.

Il nous faut mettre en garde contre la monodiète aux fruits frais.

En alimentation équilibrée et naturelle variée, lorsqu'un individu consomme des fruits frais (très riches en acides), il consomme aussi des légumes, des œufs, du fromage, etc. (très riches en minéraux), et si tous les acides citrique, tartrique et malique ne sont pas comburés, ils seront en général neutralisés par les bases minérales apportées par l'alimentation, ceci sans trop de dommages pour l'organisme.

Mais lors d'une diète aux fruits chez un individu FRILEUX ET FATIGABLE, c'est-à-dire **comburant mal les acides fruitariens,** la diète aux fruits même de 24 heures est catastrophique. En effet, *les acides apportés en quantité n'étant pas comburés et n'étant pas compensés par l'apport de bases minérales alimentaires sont alors neutralisés par les bases minérales spoliées massivement sur les réserves organiques.*

la reprise alimentaire

Elle doit être en durée la moitié (approximativement) du temps du jeûne.

La progression sera la suivante :

1er temps : 3/4 eau, 1/4 jus de légumes.

2e temps : 1/2 eau, 1/2 jus de légumes.

3e temps : 1/4 eau, 3/4 jus de légumes.

4e temps : jus de légumes pur.

5ᵉ temps : apparition de bouillon de légumes.

6ᵉ temps : potage de légumes.

7ᵉ temps : potage de légumes et pommes de terre.

8ᵉ temps : purée de légumes et pommes de terre.

9ᵉ temps : purée de légumes et pommes de terre.
+
incorporé :
œuf ou poisson ou viande ou fromage à pâte cuite.

10ᵉ temps : apparition des crudités.

11ᵉ temps : apparition des céréales.

12ᵉ temps : alimentation normale et apparition des fruits vers 17 h.

de A à Z nos aliments

abats

Très riches en minéraux, oligo-éléments et vitamines même rares : B 12 — D 3 (surtout le foie). Ils sont chargés en purines : on devra en consommer des quantités raisonnables et éviter les abats provenant d'élevages intensifs très chargés en hormones, antibiotiques, toxiques divers.

abricot

Ce fruit délicieux, lorsqu'il est mûr, est très indigeste si sa maturité n'est pas suffisante. Il faut choisir les abricots hauts en couleur et très tendres.

Ce fruit est richement minéralisé. Il se recommande dans les cas d'anémie. C'est un aliment riche en lévulose, donc très énergétique.

Il contient potassium, sodium, magnésium, calcium, phosphore, soufre, nickel et manganèse.

C'est le fruit le plus riche en vitamine A. Il contient aussi des vitamines B, C et P.

acerola

C'est l'aliment le plus riche en vitamine C.

Ce fruit exotique est à utiliser avec carottes, myrtilles et argousier dans le traitement de la cataracte.

ail

Il contient de la silice, de l'iode, du soufre.

Son essence sulfurée est anti-putride de l'intestin, désinfectante sur la plupart des micro-organismes y compris le BK.

L'ail agit favorablement dans les bronchites chroniques, l'emphysème, l'asthme catarrhal, la coqueluche et les toux nerveuses.

L'ail est aussi vermifuge vis-à-vis des oxyures.

Mais son action principale s'effectue au niveau des vaisseaux qui semblent « se décolmater », le sang se fluidifie, la tension baisse. Il est à employer dans l'artériosclérose, l'athérosclérose, l'athérome, l'hypertension, les varices, etc.

Chez les personnes sécrétant peu de mucine, il peut provoquer des irritations des voies digestives : pyrosis, aigreurs, régurgitations.

Ses essences sulfurées sont parfois irritantes pour la peau et les voies génito-urinaires. Dans certains cas, l'ail est à supprimer s'il on est en présence de cystite ou dermatoses.

algues

Les algues employées en supplément de l'alimentation apportent de précieux minéraux. Elles sont favorables dans les troubles circulatoires et dans certains cas d'aménorrhée.

La symbiose minérale iodée des algues est active dans l'artériosclérose, l'athérosclérose, l'athérome, l'artérite, les varices.

Les algues devront être employées avec prudence chez les nerveux. Dans certains cas, il faut s'en abstenir complètement sous peine de spasmes, nervosité, insomnie, malaise général, palpitations.

Par contre, les bains aux algues sont une merveilleuse thérapeutique dans les cas de rachitisme, déminéralisation, ostéite, hypotonie musculaire, troubles circulatoires et peuvent, sans inconvénient, au contraire, être employés par les nerveux.

amandes douces

Sèche, l'amande renferme 18 % de substance protéique et 30 % de lipides. C'est donc un aliment très nutritif qui, certains jours, remplacera la protéine animale.

Elle contient environ 14 % de glucides. Elle est riche en phosphore et calcium.

Elle a la particularité de contenir de l'émulsine, diastase prédigérant les amidons. Il est donc conseillé de mettre une cuillère à café d'une très bonne purée d'amandes dans les bouillies des enfants.

Se souvenir que le lait d'amandes est impropre à assurer la croissance d'un bébé.

ananas

Ce fruit délicieux est riche en vitamine C, en vitamine A. Il contient aussi de la thiamine (B 1) et les minéraux suivants : potassium, magnésium, phosphore, fer, iode, fluor, soufre, chlore.

On note aussi la présence de papaïne, diastase active sur les protéines.

Ce fruit doit être pris seul en repas exclusif. Les maigres, les frileux, les sous-vitaux en mangeront peu et plutôt vers 17 h ou le soir. Même absorbé seul, il peut chez ces derniers produire différents états catarrhaux, l'agacement des muqueuses buccales, la nervosité, etc.

anis vert

Agréable à boire sous forme d'infusion, l'anis vert est un bon carminatif (expulsion des gaz). Il est aussi antiputride mais il faut l'utiliser non sucré.

arachide

Elle contient 10 à 12 % de glucides, plus de 25 % de protides et près de 30 % de lipides.

Elle est minéralement constituée par le potassium, le phosphore, le magnésium et surtout le manganèse.

Elle est riche en vitamines A, B 1. C'est l'aliment qui contient le plus de vitamine E. Elle est donc conseillée dans l'insuffisance des gonades.

L'huile d'arachide, première pression à froid, est indiquée dans les cas d'ulcération des muqueuses digestives.

artichaut

Aliment très agréable contenant de l'inuline, glucide transformé en lévulose dans l'organisme, assez riche en manganèse, phosphore, fer, sodium, silice, chlore, soufre, magnésium.

Il contient des vitamines A, B, C.

Certains hépatiques le tolèrent parfois très mal. Il est susceptible de déclencher alors du météorisme et des crises de foie lorsqu'il est absorbé cuit.

Il faut noter que cet aliment, une fois cuit, devient vite assez toxique par oxydation, d'où nécessité de le manger rapidement.

argousier

Les baies de l'argousier sont acides et contiennent des vitamines B 1, P, ainsi que de la provitamine A. Mais sa valeur est due à une teneur très haute en vitamine C.

Par ses acides organiques, l'argousier fluidifie le sang. Par ses vitamines P et C, il s'oppose à la sclérose vasculaire. C'est avec la myrtille sauvage la « baie des vaisseaux ».

Améliorant la circulation, fluidifiant le sang, il permet une meilleure filtration au niveau des émonctoires.

La pureté humorale plus élevée permettra moins le développement des maladies dites à frigore. C'est pour cela que l'argousier **protège** certains, des rhumes, bronchites et grippes.

Par contre, les sous-vitaux comburant mal les acides vont éliminer ces acides aux muqueuses, et **cette même baie si bienfaisante chez le pléthorique, provoquera chez le sous-vital, rhumes, bronchites, fatigue, nervosité, etc.**

asperge

Ce légume est riche en potassium, phosphore, fer, chlore, soufre, magnésium, calcium, sodium.

Il contient des vitamine A, B, C.

L'asperge devra être employée prudemment par les personnes souffrant d'inflammation des voies génito-urinaires.

La tisane de racines d'asperges donne d'assez bons résultats dans la tachycardie.

aubergine

Elle contient potassium, phosphore, chlore, soufre, magnésium, calcium, sodium, vitamines A et B 1.

Insuffisamment mûre, elle contient — selon Léonce Carlier —

une assez grande quantité de solanine. Elle devra donc être utilisée à pleine maturité.

avoine

Cette céréale est très nutritive et richement minéralisée : fer, sodium, phosphore, magnésium, calcium.

Selon certains auteurs, elle augmenterait le métabolisme général et serait donc à utiliser chez les asthéniques et les hypothyroïdiens.

banane

Ce fruit est riche en glucides (15 à 25 %) mais contient peu de protides et lipides et très peu de cellulose.

La banane contient du phosphore, du magnésium, du potassium, du zinc. Elle est très riche en fer.

A l'analyse, on trouve des vitamines A, B et C.

Ce fruit devra être consommé très mûr lorsque les amidons sont transformés en sucre.

En raison de sa très faible teneur en cellulose, la banane doit être évitée par les personnes atteintes de constipation.

Cet aliment sera toujours pris en repas exclusif, en place du petit déjeuner. Notons que, même de qualité, absorbées seules, en quantité mesurée et bien mastiquées, certains ne tolèrent pas les bananes.

Il est probable que, sous son climat d'origine, ces mêmes personnes toléreraient ce merveilleux aliment.

betterave

Cette racine est riche en sucre, en vitamines A, B et C.

Elle contient aussi du rubidium, du potassium, du phosphore, du soufre, du chlore, de la silice, du calcium, du magnésium.

C'est un aliment nutritif mais assez indigeste.

bette

Faiblement minéralisé, contenant de la vitamine C, légèrement laxatif, ce légume permet de varier les menus.

beurre

Contenant 80 % de lipides, très riche en vitamines A et D 3, le beurre, s'il est consommé en petites quantités, est un aliment irremplaçable.

Absorbé en quantités trop importantes, il a (comme tous les corps gras) une action inhibitrice sur la digestion.

Notons qu'une tartine de pain beurrée se digère infiniment mieux qu'une tartine de confiture ou de miel.

Pour la question du cholestérol, se reporter au chapitre « Les maladies cardio-vasculaires ».

blé

C'est un aliment riche en amidon, gluten, minéraux et vitamines du groupe B.

Après panification de la farine du blé, il n'y a plus lieu de considérer les vitamines car ce qu'il en reste est de qualité douteuse.

Le pain fabriqué avec de la farine blutée à 85 % me semble le plus favorable.

Le pain trop complet peut produire des **irritations intestinales.** Il peut aussi déclencher des **tendances congestives : aggravation d'arthrite ou d'ulcère variqueux, etc.**

Trop blanc, trop raffiné, le pain n'apporte plus assez de minéraux et favorise l'**hémogliase.**

blé germé

La germination ayant transformé les amidons en dextrine, le blé germé est assez digeste.

Très riche en vitamines B, E et catalyseurs, le blé germé est hautement vitalisant. On l'utilisera le matin à raison de une à quatre cuillères à soupe.

cannelle

Aromate antiputride.

carotte

Très vitaminée, elle contient les éléments B et C mais surtout du carotène, ou provitamine A, transformé dans le foie en vitamine A.

Elle est riche en potassium, sodium, calcium, phosphore, magnésium, soufre, chlore et principalement fer.

C'est un excellent aliment. On peut en donner le jus fraîchement pressé aux bébés. On donnera 1/5 de jus pour 4/5 de Volvic et progressivement on arrivera à 1/2 jus-1/2 Volvic, voire même du jus de carotte pur. Bien sûr, dans ces cas, on essaiera de se procurer des carottes de culture naturelle.

Je recommande dans les cas d'ulcères du tube digestif les soins suivants :

— *1er jour :* un verre de jus de carotte toutes les heurres.
— *2e jour :* un verre de jus de chou frais toutes les heures.
— *3e jour :* un verre de jus de pomme de terre toutes les heures.
— *4e jour :* une cuillère à café de miel toutes les 2 heures.
— *5e jour : un verre de décoction de réglisse toutes les heures.*

On peut faire cette cure pendant cinq jours à condition de prendre du repos et de connaître la symptomatologie du jeûne.

coriandre

Aromate carminatif et antiputride.

carvi

Aromate carminatif, antiputride et galactogène.

cassis

Ce fruit contient fer, chaux, phosphore, magnésium, potassium, cuivre, manganèse, nickel.

Le cassis est extrêmement riche en vitamine C.

On trouve dans ce fruit du salycilate naturel.

céleri

Il contient des vitamines A, B, C, du sodium, potassium, phosphore, de la chaux. Il est très minéralisant.

Cet aliment sapide est parfois mal toléré. Cela est dû surtout à une mastication insuffisante.

Sous forme de monodiète, son jus semble solubiliser les urates.

La décoction (une heure) de racines et tiges de céleri utilisée en bains de pieds est, selon Léonce Carlier, excellente dans les cas d'engelures.

cerfeuil

Excellent aromate anti-putride.

cerise

On décèle à l'analyse de la provitamine A, des vitamines B et C, du fer, de la chaux, du magnésium, du sodium, du zinc, de la silice, du soufre et beaucoup de potassium.

Riche en lévulose, ce délicieux fruit est très nutritif. La cerise est laxative et, par sa charge en potassium, très diurétique. Elle est donc très favorable dans les œdèmes.

Ce fruit étant très fermentescible, il ne faut jamais boire, après avoir mangé des cerises, sous peine de troubles graves, voire mortels (poche de gaz très importante bloquant la respiration).

champignons

Ils contiennent du calcium, magnésium, phosphore, silice, chlore, cobalt.

Ils possèdent une haute valeur nutritive. Leur teneur en protéines peut atteindre 30 %.

charcuteries

Produites avec des viandes de seconde qualité, quelque peu putréfiées, très riches en matières grasses indigestes, très souvent additionnées d'éléments chimiques, les charcuteries sont à rejeter et ne méritent pas le titre d'aliment.

châtaigne

Elle contient phosphore, fer, calcium, magnésium, potassium, sodium, soufre et vitamine B.

Elle est caractérisée par sa haute teneur en amidon (près de 60 %), c'est-à-dire trois fois plus que la pomme de terre.

Cet amylacé est donc très nourrissant. Il devra former un

repas exclusif car son amidon associé à un peu de sucre serait très difficile à digérer en présence d'autres aliments.

Absorbée comme dessert, il faut s'attendre à des fermentations et autres troubles digestifs.

chicorée (salade)

Elle contient de la vitamine C, du potassium, soufre, fer, de la chlorophylle.

Ses amers déclenchent dans l'organisme une augmentation des sécrétions digestives.

chou

A l'analyse, on découvre des vitamines B et C, de la provitamine A, potassium, phosphore, calcium, soufre, sodium, chlore, arsenic, germanium, sélénium.

C'est un aliment reminéralisant.

Riche en mucilage et cellulose, le chou est laxatif.

Son jus est, comme beaucoup d'autres jus de légumes, anti-ulcéreux, mais l'action du jus de chou est plus prononcée (voir chapitre « carotte », la méthode de soins des ulcères du tube digestif).

La feuille lavée, débarrassée de ses grosses côtes et écrasée avec un rouleau à pâtisserie, appliquée sur les ulcères variqueux, est un excellent topique qui draine à la manière d'une ventouse végétale les toxines, favorisant la cicatrisation des chairs.

chou de Bruxelles

Ce légume contient des vitamines B1 et C, de la provitamine A, du soufre, potassium, calcium, magnésium, chlore, phosphore.

Le chou de Bruxelles cuit est producteur de gaz pour certains.

chou-fleur

Vitamines B et C, provitamine A, magnésium, phosphore, soufre, sodium, silice, chlore, calcium sont retrouvés à l'analyse.

Ce légume, légèrement amylacé, est en général bien toléré.

ciboule

Très bon anti-putride, richement vitaminée et minéralisée.

citron

Il est riche en vitamines B et C, en provitamine A. Il contient : calcium, potassium, fer, phosphore.

Il a une haute teneur en acides citrique, tartrique et malique.

Dans l'organisme, ces acides sont comburés en gaz carbonique et en eau.

Le citron, comme les autres fruits acides, ne déminéralise donc pas si la comburation des acides s'effectue normalement.

Toutefois, si la vitalité n'est pas suffisante, la comburation des acides s'effectue mal ou pas du tout. L'organisme doit alors donner ses bases calcique, magnésienne, potassique, pour neutraliser les acides non oxydés. Il en résulte alors : déminéralisation, fatigue, frilosité, hypotension, nervosité.

Dans un effort pour conserver ses bases, l'organisme tente d'expulser les acides aux muqueuses. Conséquences : rhumes, bronchites, sinusite, leucorrhée, catarrhes divers.

Dans d'autres cas, l'expulsion s'effectue à la peau : crevasses, gerçures, fissures, eczéma, etc.

Donc le citron peut nuire mais il peut être aussi, manié avec prudence, un facteur précieux de guérison.

Dans l'hémogliase, l'artériosclérose, l'athérome, les phlébites, la pléthore générale, chez les *sur-vitaux,* le citron, après le drainage et le réglage vital et alimentaire, contribue à fluidifier le sang.

Pour ces troubles vasculaires, j'utilise ce que j'appelle les cinq « A » :

— Ail
— Algues (fucus et laminaires)
— Agrumes (non traités)
— Argousier (jus non sucré)
— Airelles-myrtilles (jus non sucré et cru).

Regrettons l'ignorance de certains fabricants ajoutant du miel aux jus de fruits ou aux pulpes de fruits acides (argousier, cassis, cynorhodon, mûres, etc.). Ils provoquent par ignorance gaz, ballonnements et troubles digestifs chez le consommateur.

Terminons en regrettant que le citron soit souvent absorbé avec du miel, ce qui provoque, chez la plupart, gaz, ballonnements, gastro-entéro-colite.

citrouille

Elle contient de la provitamine A, vitamine B, silice et brome.
Sa pulpe est doucement laxative et sédative.
Les pépins de citrouille détruisent les parasites intestinaux.
La citrouille est riche en zinc.
Le pépin de citrouille (1 cuil. à soupe par jour) associé au pollen de bruyère (2 cuil. à soupe par jour) donne des résultats dans l'hypertrophie prostatique.

clou de girofle

Excellent aromate, des plus anti-putrides qui soient. Certains auteurs lui attribuent une action tonique sur l'utérus et conseillent d'augmenter la consommation quinze jours avant l'accouchement.

coing

Ne peut se manger cru. Cuit avec du sucre, il perd tout intérêt. Sa meilleure utilisation est de parfumer l'appartement.

concombre

Provitamine A, vitamines B et C, soufre, potassium, sodium, calcium, silice, phosphore sont retrouvés à l'analyse.
Cet aliment est agréable et rafraîchissant. Il faut bien le mastiquer et le prendre en petites quantités si le pouvoir digestif est faible.

coriandre

Aromate, anti-putride et carminatif.

cornouille

Baie sauvage agréable au goût, riche en vitamine C et en silice. Assez astringente.

cresson

Contient des vitamines B, de la provitamine A et surtout de la vitamine C.

C'est le légume le plus riche en vitamine C.

Il contient aussi beaucoup de fer, cuivre, zinc, manganèse, soufre, de la chaux et même de l'iode.

Son essence sulfurée et son iode naturelle semblent avoir une action heureuse dans les catarrhes pulmonaires et les états de lymphatisme.

crosne

Petite racine, riche en amidon, agréable et digeste.

cumin

Excellent aromate carminatif et galactogène.

cynorhodon

Aliment riche en provitamine A, vitamines B, E, P et surtout C.

Il contient aussi de la silice et beaucoup d'oligo-éléments.

Cette baie semble être la plus complète au point de vue équilibre entre vitamines, minéraux, oligo-éléments.

datte

Contient un peu de provitamine A, des vitamines B, du brome, manganèse, calcium, très riche en fer et magnésium.

Elle a une haute teneur en sucre (70 %).

Ce fruit délicieux, très nourrissant, sera toujours consommé seul.

A l'achat, choisir des dattes « non brillantes », c'est-à-dire non enrobées d'un sirop conservateur.

échalote

Riche en soufre et silice, possède sensiblement les mêmes qualités que l'oignon.

épinard

Très riche en provitamine A, en vitamines C et B.
Largement minéralisé en fer, potassium, magnésium, calcium, sodium, soufre, phosphore, chlore.
L'épinard est anti-anémique et revitalisant.
Assez chargé en oxalates, il n'apparaîtra pas très souvent sur la table des arthritiques, goutteux et rhumatisants.

estragon

Excellent aromate, anti-putride, carminatif.

fenouil

Provitamine A, vitamines B et C, phosphore, calcium sont trouvés à l'analyse.
Le jus de fenouil est très diurétique. Ses semences sont carminatives et galactogènes.

fèves fraîches

Elles contiennent vitamines B et C, de la provitamine A, du calcium, magnésium, sodium, potassium, chlore, soufre et phosphore.
Les fèves sèches sont indigestes.

figue

On trouve à l'analyse la provitamine A, des vitamines B 1 et C, du brome, calcium, fer, phosphore, magnésium, soufre.
La figue contient 30 à 40 % de sucre.
Elle est laxative et adoucissante des muqueuses pulmonaires dans les toux irritatives.
Elle sera toujours consommée en repas exclusif.
En alternance avec les pruneaux, elle constitue un excellent petit déjeuner pour le constipé.
La figue de barbarie, fruit succulent, contient des vitamines B, de la silice. Par son tanin, sa pectine, ses petits grains qui s'amalgament dans l'intestin, elle est très anti-diarrhéique.

fraise

Contient des vitamines B mais est surtout riche en vitamine C.

Minéralement, elle est constituée par fer, chaux, phosphore, potassium, iode, brome, silice, sodium, chlore.

Ce délicieux fruit ne donne pas de manifestations d'intolérance s'il est de culture naturelle et s'il est consommé en repas exclusif.

Combien de personnes, qui ne toléraient pas deux à trois fraises au début ou à la fin d'un repas composite, peuvent manger un demi-kilo de fraises sans ressentir aucun trouble digestif… s'ils font avec ces fruits un repas exclusif.

En raison de sa teneur en acide salicylique, la fraise est indiquée pour les rhumatisants et les goutteux.

framboise

Sensiblement les mêmes caractéristiques que la fraise.

fromages

Les seuls fromages sains sont les fromages peu fermentés et peu gras.

Il faut acheter des fromages ne dépassant pas 30 à 40 % de matière grasse.

Si une fermentation modérée est acceptable, il faut, par contre, éviter les fromages fermentés et moisis : bleu de Bresse, bleu d'Auvergne, roquefort, etc.

On n'utilisera le fromage blanc que s'il est très égoutté, sinon l'acide lactique empêche la digestion buccale et stomacale des amidons.

gelée royale

Revitalisant par excellence, à utiliser dans les maladies cardio-vasculaires, l'asthme, le Parkinson, le cancer, l'anémie, l'impuissance, la frigidité.

La dose à utiliser est de 1/10e de gramme à un demi-gramme par jour.

genièvre

Aromate, stomachique, anti-putride, diurétique.

goyave

Contient vitamine C, chlore, potassium, phosphore, soufre. Ce fruit doit être consommé bien mûr, c'est-à-dire jaune.

grenade

Apport de sodium, potassium, calcium, phosphore, vitamine C.

groseille à grappes

Plus acide que la précédente, elle contient aussi plus de vitamine C.

Sa haute teneur en acides citrique, tartrique et malique la rend utile pour fluidifier le sang.

groseille à maquereau

Provitamine A, vitamines B et C, fer, potassium, calcium, phosphore sont contenus dans la groseille à maquereau.

Ce fruit est assez riche en sucre. Il est un peu laxatif.

haricots secs

Très minéralisé, riche en protéines, il peut constituer parfois l'élément protéique du repas.

On évitera cet aliment si le repas comprend viande, œufs ou fromage.

Il est à réserver aux digestions solides.

haricots verts

Ce légume contient des vitamines B et C, de la provitamine A, silice, chaux, manganèse, soufre, phosphore, chlore, magnésium, aluminium, cobalt, nickel, potassium.

Il est très diurétique, et presque toujours bien toléré. Les « fils » sont régulateurs du rythme cardiaque.

huiles

A petites doses, les huiles apportent à l'organisme les acides gras essentiels (vitamine F).

Elles contiennent de grandes quantités de vitamine E, surtout l'huile d'arachide. En diéto-thérapie, cette dernière est anti-ulcéreuse.

L'huile d'olive est cholérétique.

Les huiles de noix et de noisette sont toxiques pour les parasites intestinaux, elles sont très riches en A.G.P.I.

Les huiles de pépins de courge et de citrouille s'emploient contre le ver solitaire, la carie dentaire, la déminéralisation.

Toutes ces huiles ne possèdent ces qualités thérapeutiques que si elles sont garanties première pression à froid.

Les huiles extraites à chaud et par solvants chimiques perdent non seulement les qualités précitées mais aussi leurs qualités nutritives :

1. destruction des vitamines par la chaleur ;
2. destruction des phospho-amino-lipides (choline, lécithine, méthionine) par le raffinement ;
3. saturation des acides gras par hydrogénation, destruction du complexe F, perte des propriétés métabolisantes du cholestérol ;
4. les températures élevées de certaines opérations ont pour effet de décomposer les stérols et de former des produits cycliques de polymérisation extrêmement toxiques et même cancérigènes (Dr Rieding - Bruxelles) ;
5. elles contiennent encore des traces de solvants.

En conclusion, la plupart des huiles sont favorables à la santé si elles sont absorbées en petites quantités dans les crudités, et sous la condition expresse d'être garanties non raffinées, première pression à froid.

Seule l'huile d'arachide sera utilisée pour la cuisson.

kaki

Ce fruit n'est agréable que consommé très mûr. Il est légèrement laxatif et contient des vitamines B, de la provitamine A, de la silice, du potassium.

lait

Bien pourvu en minéraux, riche en calcium, mais ne contenant pas de fer, il est chargé en vitamines B, D3 et A.

Selon Pierre Oudinot, voici la composition moyenne de divers laits :

	Femme	Vache	Ânesse	Chèvre	Jument
Albumine	20	45	21	60	17
Graisse	37	42	31	72	65
Lactose	65	55	58	23	55
Sels minéraux	4	7	5	3	3
Eau	880	860	900	860	820

Le seul lait qui convient à l'enfant est celui de sa mère. Il correspond à son hérédité, son sexe, sa physiologie.

La composition des laits étant différente, c'est une erreur grave de conséquences que de donner au nourrisson un lait qui ne lui est pas destiné.

La mère se souviendra que tous les poisons exogènes (nicotine, caféine, alcool, additifs chimiques, etc.) passent dans son lait. En conséquence, elle évitera d'empoisonner son enfant.

Non seulement le nourrisson a besoin du lait de sa mère mais encore de son magnétisme et de sa chaleur corporelle.

Qui n'a pas vu l'extraordinaire regard de l'enfant au sein de sa maman ? Il y a une communion vitale qui échappe au cerveau étriqué des « scientifiques » partisans du biberon.

La mère qui refuse l'allaitement renie son merveilleux rôle de maman. Elle augmente largement ses chances d'être atteinte d'une tumeur du sein ou des organes génitaux par la suite. En effet, procréation, grossesse, allaitement sont trois maillons d'une même chaîne. On ne peut supprimer un maillon sans violation des lois naturelles.

Après cinq ans, la présure disparaît progressivement de l'estomac de l'enfant. On doit donc diminuer de plus en plus le lait et augmenter corrélativement la consommation de fromage.

laitue

Richement vitaminée et minéralisée, elle contient de la provitamine A, des vitamine B et C. Elle a une haute teneur en vitamines E. On note la présence de calcium, magnésium, potassium, phosphore, fer, manganèse, zinc, cuivre.

La laitue, très bien tolérée en général par les tubes digestifs même délicats, est légèrement laxative et calmante et très nettement HYPOGLYCÉMIANTE, donc indispensable aux diabétiques.

laurier

Bon aromate, anti-putride et favorisant l'élimination de l'acide urique.

lentille

Cette légumineuse est particulièrement nutritive et reminéralisante. Elle contient fer, chaux, manganèse, potassium, sodium et vitamine B.

Les lentilles peuvent constituer partiellement la partie protéique d'un repas.

On aura soin de les mastiquer très soigneusement sinon des flatulences seront à craindre.

levures alimentaires

Ces aliments produits en usines sont riches en vitamines B et en protéines. Néanmoins, ils contiennent 20 % d'acides nucléiques. La viande sèche n'en contient que 1,5 %.

Or l'acide urique est partie composante des acides nucléiques.

La levure sèche contient donc 13 fois plus d'acide urique que la viande déshydratée et environ 50 fois plus que la viande fraîche.

Les levures favorisent donc nettement uricémie, goutte, calculs rénaux, arthrose.

Il faut donc proscrire cette catégorie d'aliments industriels et les considérer de préférence comme précieux dans certains troubles nerveux.

mâche

Riche en provitamine A, en vitamines C, en silice et magnésium.

Sa très haute teneur en chlorophylle la rend favorable dans les troubles rénaux et dans l'anémie.

Elle est légèrement laxative et sédative.

maïs

Céréale, très riche en glucides, elle permet de varier agréablement les menus.

Certains auteurs lui prêtent une action modératrice de la thyroïde.

mandarine

Elle contient silice, potassium, calcium, brome et vitamine C.

Fruit agréable, semblable à l'orange, mais souvent mieux toléré par les sous-vitaux en raison de son acidité plus faible.

mangue

Phosphore, potassium, silice, soufre, calcium, chlore, vitamines C et B, provitamine A se retrouvent à l'analyse.

Ce fruit mi-acide doit être consommé mûr, il est alors délicieux.

margarine

Voici tout d'abord l'opinion de Louis Millat (cité par Pierre Oudinot) :

« La publicité prétend la margarine gastronomique, mais avez-vous rencontré un seul restaurant à Paris, une seule auberge sur nos routes de France, qui affiche ouvertement : " Ici, cuisine à la margarine ? " Qu'est-ce donc que cette gastronomie qui n'ose pas dire son nom ? Tout est aussi faux dans les arguments publicitaires. La vérité c'est que la matière première en est bien des huiles naturelles, pas toujours de première qualité certainement, et qui peuvent être même, pour l'avantage des producteurs, indifféremment d'origine animale (poisson), ou végétale, ou un mélange des deux. Pour la fabrication, ces huiles sont chauffées dans d'immenses appareils métalliques. Un agitateur en réalise le mélange intime avec une poudre très fine contenant du nickel obtenu spécialement à un état réduit et colloïdal. Dans ce mélange, lorsque la température atteint 400°, on fait passer rapidement des bulles d'hydrogène industriel, obtenu par électrolyse de l'eau et stocké dans des bombes... La réaction terminée (en 8 à 20 heures selon la pression) a pour effet chimique de fixer de l'hydrogène sur les atomes de carbone non saturés contenus dans la formule de l'huile, et pour effet physique que le produit final de la réaction ne sera plus liquide mais compact à la température normale.

« Mais, pratiquement, cela aboutit à dévitaliser complètement cette huile par le double mécanisme du chauffage à 400° et de la saturation complète des atomes de carbone. Ainsi apparaissent des graisses compactes, d'assimilation difficile, comparables comme formule aux plus lourdes graisses animales (de porc par exemple), et pire encore parce que synthétiques.

« La graisse obtenue est soigneusement filtrée avant refroidissement pour éliminer et récupérer le catalyseur au nickel. Pour en atténuer l'indigestibilité, pour la rendre plus comparable d'aspect et de goût avec le beurre, on en fait une émulsion. C'est une économie, c'est aussi, nous l'avons vu, un argument publicitaire. »

J'ajouterai que la margarine est parfois aromatisée au diacétyle, colorée chimiquement, additionnée dans certains pays.

millet

Céréale bien équilibrée au point de vue glucido-lipido-protidique.

Le millet est riche en minéraux et surtout en silice.

moutarde

Elle est riche en phosphore et soufre.

C'est un bon anti-putride mais elle peut être irritante des muqueuses digestives et urinaires chez certaines personnes.

mûres

Ce fruit contient provitamine A, vitamines C et P, calcium, magnésium, cobalt, silice.

Les mûres ont une action adoucissante des muqueuses pulmonaires irritées.

Les mûres sauvages sont anti-rhumatismales et, de par leur vitamine P, seront utilisées dans les troubles vasculaires et visuels.

muscade

Elle est anti-putride et carminative.

Malgré son goût très agréable, elle devra être utilisée modérément, car elle est relativement toxique.

myrtilles

Cette baie possède des propriétés microbicides exceptionnelles. Elle purifie rapidement le milieu intestinal. Elle sera employée dans les cas de diarrhée, dysenterie, tuberculose de l'intestin.

Elle sera évitée chez le constipé en raison de sa richesse en tanin.

La myrtille est très riche en vitamine P.

Une de ses indications majeures sera donc : toutes les atteintes vasculaires en général et les atteintes rétiniennes en particulier.

Nous n'oublierons pas cependant l'acidité de cette baie qui peut dévitaliser si elle est consommée en quantité trop importante.

navet

Contient provitamine A, vitamines B et C, potassium, calcium, sodium, phosphore, silice, magnésium, chlore, arsenic, soufre.

Les feuilles peuvent être utilisées dans les salades en raison de leur grande valeur minérale (fer, cuivre, silice, iode).

Cet aliment très minéralisé entrera dans les menus des anémiques et des décalcifiés.

nèfle

Riche en vitamines B, C et en sucre.

Mangée très mûre, blette, ayant un aspect noirâtre, elle est très agréable au goût.

Elle sera évitée par le constipé en raison de sa richesse en tanin.

noisette

Dans sa composition, on retrouve : provitamine A, vitamines B, magnésium, cuivre, calcium, potassium, chlore, fer.

Cet oléagineux très minéralisé contient peu de glucides mais 15 % de protides et 31 % de lipides.

Selon Léonce Carlier, l'huile de noisette, prise chaque matin à jeun à la dose de 1 cuil. à soupe, constitue un des meilleurs remèdes du ver solitaire.

noix

Présence de vitamines B, C, provitamine A, zinc, cuivre, fer, calcium, phosphore.

Cet oléagineux contient peu de glucides, 15 % de protides et 26 % de lipides.

La noix est laxative et vermifuge. Elle est aussi reminéralisante.

Elle peut irriter les muqueuses des personnes atteintes de stomatite.

noix de coco

Dans sa composition, on retrouve : chlore, potassium, sodium, magnésium, silice, calcium, phosphore, vitamine B1 et provitamine A.

On consomme le « lait » et la pulpe.

oignon

Il contient la provitamine A, les vitamines B et C.

Il est riche en soufre, silice, phosphore, calcium. Il contient un peu d'iode.

L'oignon tend à « détartrer » les vaisseaux. On l'emploiera avec l'ail dans l'athérome, l'artériosclérose, l'angine de poitrine et l'hémogliase ainsi que dans l'artérite.

Dans les cas d'œdèmes, hydropisie, ascite, on utilisera la diète suivante : poireau + oignon cuits en purée, trois à quatre repas par jour sur quelques jours et uniquement pour l'adulte.

olives noires

Elles contiennent provitamine A, vitamine C, calcium, chlore, fer, potassium, magnésium, cuivre, phosphore et 50 à 60 % de matière grasse.

L'huile d'olive favorise le flux biliaire mais il faut user avec grande prudence du procédé qui consiste à prendre une cuillère à soupe d'huile d'olive tous les matins à jeûn car cela peut produire des nausées et fatiguer le foie à longue échéance.

oseille

Elle est riche en magnésium, silice, potassium, vitamine C.

Elle est stomachique et laxative.

Pourtant, on ne consommera que rarement cet aliment en raison de sa haute teneur en oxalates.

œuf

Il contient des vitamines A, E, F, B, D, c'est-à-dire pratiquement toutes les vitamines, y compris la vitamine B12 et la vitamine D3, ces dernières vitamines étant rares.

L'œuf contient presque tous les minéraux. Sa teneur en protides est de 13 %. Il est pourvu de tous les acides aminés.

L'œuf est un chef-d'œuvre de la nature. Il contient presque tout ce qui est indispensable à la vie.

Seule sa teneur en glucides est faible.

Par rapport à la viande, l'œuf est infiniment supérieur car ses protéines sont plus complètes mais, par contre, ils ne contiennent pas d'urée, d'acide urique, c'est-à-dire les déchets de la vie cellulaire, l'œuf étant le type même de l'aliment vivant.

L'œuf est un des aliments les plus minéralisés et vitaminés qui soient, ce qui n'est pas le cas de la viande.

En fait, que reste-t-il des griefs retenus contre l'œuf ? Le seul grief qui semble devoir être retenu est sa teneur assez élevée en cholestérol. Mais le cholestérol est indispensable à la vie. C'est avec ce dernier que l'organisme fabrique ses hormones et sa vitamine D3 (qui est en fait une hormone).

Si le cholestérol était un poison, comme certains l'affirment, la nature en aurait-elle largement pourvu le lait maternel ?

N'oublions pas que le cholestérol est si indispensable que si l'alimentation n'en apporte pas, le foie humain se met à décupler sa production.

orange

Elle est riche en vitamines B et C, en provitamine A. Elle contient du phosphore, du fer, du potassium, du magnésium, du sodium, du cuivre, de la silice.

L'orange est chargée en acides citrique, tartrique et malique. Ces acides fluidifient le sang et font merveille chez le pléthorique atteint d'hémogliase, d'athérome, d'artériosclérose. Dans ces cas, on conseillera un repas par jour exclusivement aux oranges.

Toutefois, si le malade vasculaire est un sous-vital, il faudra être très prudent avec ce genre de cure.

Voici quelques cas pour faire comprendre la **complexité des individualités biologiques :**

— M. Pierre est atteint d'hémogliase et d'athérome. Il pèse 86 kg pour 1,63 m. Il a toujours chaud, possède un bon sommeil, il est bouillonnant d'énergie.
Pour cet homme, un repas d'oranges journalier fera merveille.

— M. Paul est atteint d'hémogliase, d'athérome, de coronarite. Il pèse 57 kg pour 1,78 m. Il a toujours froid, dort mal, son teint est pâle et, avant les manifestations vasculaires, il était toujours fatigué.
Là, la plus grande prudence s'impose pour la cure d'oranges.

Voici maintenant deux bronchiteux chroniques :

— M. Jacques, obèse, congestif, énergique.

On remplace un repas habituel par un repas d'oranges. Le sang se fluidifie, les poisons, déchets, résidus s'éliminent mieux au niveau du foie et des reins. Sa bronchite s'améliore.

— M. Jean, maigre, pâle, affaibli, frileux.

On remplace un de ses repas habituels par un repas d'oranges.

Là, tableau opposé : M. Jean combure mal les acides et son organisme les expulse aux muqueuses pulmonaires. Sa bronchite s'aggrave.

Voilà comment, l'hiver, la diététique et la médecine classique, en conseillant les oranges, créent des rhumes et des bronchites à la chaîne chez certains.

orge

Elle contient : vitamines B, potassium, sodium, silice, fer et calcium.

L'orge est légèrement laxative. Germée, elle contient une diastase qui agit sur la digestion des amidons.

ortie (piquante)

Elle est riche en silice, fer, calcium, magnésium, chlorophylle.

Quelques feuilles dans les salades remontent rapidement le taux des globules rouges lorsqu'il est trop faible.

Ce végétal possède le plus haut pouvoir anti-anémique parmi les plantes.

pamplemousse

Il contient vitamines C, B1, phosphore, calcium, magnésium, soufre.

Plus acide que l'orange, ce fruit possède ses avantages et ses inconvénients en plus accentués.

panais

Contient provitamine A, potassium, silice.

Ce légume est assez nourrissant.

pastèque

Contient vitamines C, B, provitamine A, potassium, phosphore, sodium, magnésium, calcium.

Très désaltérant, ce fruit sera consommé seul, sinon il peut provoquer des troubles digestifs.

pêche

On retrouve à l'analyse vitamines C, B, provitamine A, fer, calcium, phosphore, soufre, chlore, zinc, manganèse.

Ce fruit délicieux est doucement laxatif et diurétique. Il est presque toujours bien toléré.

persil

Contient provitamine A, vitamine C, fer, phosphore, calcium. Très riche en chlorophylle, c'est un vitalisant de premier ordre.

Le persil est anti-anémique, reminéralisant, légèrement emménagogue.

pignons de pin

Contient vitamines B et C, potassium, phosphore, magnésium, calcium.

Très richement minéralisé, contenant 34 % de protides, 50 % de lipides, 7 % de glucides, le pignon est un aliment très nutritif.

Sa richesse en térébenthine naturelle le fera utiliser dans les affections génito-urinaires ainsi que dans les maladies pulmonaires.

Il stimule doucement la cortico-surrénale.

pissenlit

Contient provitamine A, vitamines B et C, riche en fer, calcium, potassium.

Cet aliment est extrêmement vitaminé et minéralisé. Il favorise les sécrétions hépatiques et rénales.

Très vitalisant, il est à conseiller dans l'anémie et la déminéralisation.

pistache

Dans sa composition, on retrouve des vitamines B1, la provitamine A, potassium, silice, calcium. Cet aliment contient 22 % de protides, 55 % de lipides, 16 % de glucides.

Cet oléagineux mériterait d'être plus souvent consommé.

poire

Elle contient vitamines B et C, provitamine A, calcium, phosphore, magnésium, potassium, manganèse, soufre, chlore, cuivre, silice.

Ce fruit exquis doit être consommé bien mûr.

poireau

Contient vitamines B et C, phosphore, magnésium, potassium, fer, silice, soufre, manganèse.

Le poireau a une douce action laxative et une action diurétique puissante. Il est à employer dans les rétentions hydrosalines.

pois

Vitamines B et C, provitamine A, phosphore, fer se retrouvent à l'analyse.

Bien équilibré en glucides, lipides et protides, ce légume devra être bien mastiqué sinon sa digestion sera difficile.

pois chiche

Contient vitamines B, silice, phosphore.

Cette légumineuse devra être intensément mastiquée.

poisson

Le poisson contient en moyenne 20 % de protéines, et 2 % de lipides (sauf le thon 27 %).

C'est un excellent aliment pris frais, richement minéralisé ; il n'a pas subi l'élevage industriel, il est infiniment plus sain que la viande malgré la relative pollution des océans.

pollen

composition

— glucides 40 %

— protides 35 % dont 15 à 20 % d'acides animés, azote totalement assimilable (Alin Caillas)

— B 1 ou thiamine
— B 2 ou riboflavine
— B 3 ou niacyne
— B 5 ou acide pantothénique
— B 6 ou pyridoxine
— B 8 ou biotine ou H 1
— B 9 ou acide folique
— E ou tocophérol
— la provitamine A ou carotène
— C ou acide ascorbique
— P ou rutine

} VITAMINES

Nous remarquons la composition extraordinaire du pollen qui apporte pratiquement toutes les vitamines ; en effet le pollen **fournit presque toutes les vitamines du groupe B,** à l'exception de la B 4 et de la B 12 principalement.

Ces vitamines du groupe B fournies par le pollen ont une action de protection des épithéliums, une action métabolique générale car les vitamines du groupe B interviennent dans tous les métabolismes : glucidique, lipidique et protidique.

Les vitamines du groupe B sont les vitamines de l'énergie nerveuse et de l'énergie neuro-musculaire où ces vitamines interviennent également à tous les niveaux fonctionnels ; ce sont les VITAMINES DU TONUS.

Le pollen apporte aussi la **vitamine E** ; cette vitamine E est la **VITAMINE DES FONCTIONS SEXUELLES,** elle est la **VITAMINE ANTISTÉRILITÉ** mais elle est aussi la **VITAMINE DE L'ÉNERGIE MUSCULAIRE,** elle est encore la **VITAMINE DE L'ÉCONOMIE D'OXYGÈNE,** la vitamine E est la **VITAMINE DU SPORTIF.**

Elle est aussi une **VITAMINE TONI-CARDIAQUE.**

C'est une vitamine qui régit la coagulation du sang.

C'est une **VITAMINE ANTITHROMBOSE.**

On comprend que le **pollen** apportant de la **rutine, protecteur vasculaire** et de la **vitamine E antithrombose** ainsi qu'un **acide aminé, la méthionine** — agent de désintoxication et de désintoxination au niveau du foie, organe de régulation du métabolisme des lipides —, on comprend, par conséquent, que le **pollen** soit un **agent de protection dans les maladies cardio-vasculaires** en général.

Le **pollen apporte de la provitamine A** ou **carotène** transformé en vitamine A au niveau du foie.

Cette *vitamine A est indispensable aux fonctions hypophysaires, à la croissance, à la croissance osseuse,* vitamine A bien sûr associée à la vitamine D dans ce cas.

La *vitamine A est indispensable à la protection des épithéliums* (la peau, les muqueuses).

La *vitamine A est indispensable à la cicatrisation ;* elle tient sous sa dépendance la formation du pourpre rétinien ; elle est *indispensable à la santé de la conjonctive et de la cornée* — la carence en vitamine A peut provoquer la *kératite,* grave altération de la cornée pouvant mettre la vision en péril.

Les carences en vitamine A produisent une *baisse de la vision crépusculaire ;* c'est l'héméralopie, le malade ne voit plus clair dès que la nuit tombe.

La *vitamine A intervient dans la formation de la progestérone ;* elle rend les récepteurs moins sensibles aux œstrogènes et *contribue* ainsi *à éviter le syndrome prémenstruel.*

La *vitamine A participe à la lutte anti-infectieuse* avec la vitamine C.

Nous voyons donc l'extrême polyvalence de la vitamine A et l'importance qu'elle acquiert dans ce cocktail vitaminique.

Le pollen fournit aussi de la **vitamine C,** vitamine permettant à l'organisme de *lutter contre les infections diverses,* vitamine *antitoxique,* vitamine de *protection des muqueuses,* et enfin vitamine d'*élaboration des hormones surrénaliennes.*

Le pollen fournit aussi de la **rutine,** glucoside protecteur cardio-vasculaire. La rutine augmente la résistance des capillaires.

Il est remarquable de voir la rutine dans le pollen associée à la vitamine C, à la vitamine E et à la méthionine ; la **protection vasculaire** ainsi apportée par le **pollen** me semble **inégalée.**

La **méthionine** est un acide aminé apporté par le pollen ; le **pollen** apporterait, selon Alin Caillas, 3,5 g de méthionine pour 100 g, ce qui est *absolument extraordinaire.*

A ce propos, nous sommes surpris de voir que les différents auteurs traitant du pollen n'ont pas relevé cette teneur exceptionnelle en méthionine du pollen.

Quant à nous, nous estimons qu'il faut voir là, dans cette *teneur en méthionine,* agent de métabolisme et d'élimination du cholestérol excédentaire, agent de désintoxication et de désintoxination au niveau du foie, l'action du pollen *dans la plupart des maladies dues à l'encrassement humoro-cellulaire si cher aux naturopathes.*

C'est à notre sens à cette teneur exceptionnelle en méthionine qu'il faut attribuer au **pollen** son action dans : les *dermatoses,* les *catarrhes,* et *la plupart des maladies chroniques.*

action du pollen sur l'organisme

Il donne le TONUS, l'ÉNERGIE, la VITALITÉ.

- Il augmente le taux des globules rouges ; il est ANTI-ANÉMIQUE.
- Il restaure l'équilibre nerveux. Il est EUPHORISANT ; il agit dans les dépressions. Par action sur l'équilibre nerveux, il redonne souvent le SOMMEIL.
- Il AUGMENTE l'ÉNERGIE et le RENDEMENT du sportif.
- Il active l'APPÉTIT.
- Il améliore l'éclat, la beauté et la tonicité de la PEAU.
- Il améliore la beauté et la santé de la CHEVELURE.
- Il améliore la vision et la santé des yeux.
- Il augmente le POTENTIEL SEXUEL.
- C'est un régulateur de l'intestin ; il agit favorablement dans la CONSTIPATION, sans action irritante aucune.
- Il donne souvent de bons résultats sur le DIABÈTE.
- Il a une action extraordinaire sur l'ADÉNOME de la PROSTATE.
- C'est un agent ANTI-ANÉMIQUE et un AGENT DE CROISSANCE chez les enfants.
- C'est un des meilleurs ANTISÉNESCENTS naturels.
- Il diminue la FRILOSITÉ.
- Il améliore considérablement la FRAGILITÉ CAPILLAIRE et les VARICES.
- C'est un ANTI-SCLÉREUX et un ANTI-ATHÉROMATEUX par sa haute dose de méthionine.
- Pour terminer, nous dirons que le pollen est un **protecteur cardio-vasculaire inégalé** par :

— sa vitamine E régulatrice de la coagulation sanguine et antithrombine, par cette même vitamine E, le **pollen** est agent d'économie de l'oxygène,

— par sa rutine, son acide ascorbique, agents de résistance et d'élasticité artério-capillo-veineux,

— par sa méthionine régulatrice du métabolisme des lipides et agent de détoxication, de détoxination au niveau de la glande hépatique.

posologie

Une cuillère à café arasée = 5 g de **pollen.**

Une cuillère à café très pleine = 8 g de **pollen.**

Adulte : 3 à 5 cuillères à café bien pleines chaque jour.

Le **pollen** sera pris **à jeun** et très, très mastiqué.

On pourra boire de l'eau entre les prises de **pollen,** c'est-à-dire, après chaque cuillère à café, prendre un peu d'eau afin de favoriser la déglutition.

Enfant : selon l'âge, le poids, les besoins : 1/2 à 3 cuillères à café à jeun.

Durée de la cure : 1 à 3 mois, mais le **pollen** *étant un aliment,* il n'y a aucun inconvénient à le prendre en permanence.

problème des allergies au pollen

Les allergies au **pollen** n'existent pratiquement que pour le **pollen** *inhalé, non pour le* **pollen** *ingéré.*

choix du pollen, sa provenance

Choisir toujours un **pollen** en provenance des *régions ensoleillées* car ces **pollens** ont un pouvoir nutritionnel et des propriétés thérapeutiques beaucoup plus importants que les **pollens** ordinaires.

De plus, et cela est capital, *en général ils ne sont pas pollués.* Le **meilleur pollen** me semble celui qui provient des **ruchers de la Côte d'Azur, de Cagnes-sur-Mer notamment.**

J'ouvre ici une parenthèse :

Pour tous les produits conseillés, j'ai le choix entre donner les noms et les références et ne pas les citer.

Si j'opte pour la seconde décision, le lecteur utilisera des produits de mauvaise qualité et n'aura pas ainsi les résultats escomptés ou, comme l'expérience le prouve, il cherchera à obtenir l'adresse de l'auteur tandis que l'éditeur est souvent réticent à fournir les coordonnées demandées.

De la sorte, plusieurs lettres seraient envoyées, des semaines passeraient avant que le lecteur puisse entrer véritablement en contact avec l'auteur.

Durant ce temps, sa santé pourrait s'altérer, en tout cas sa patience être mise à rude épreuve.

Fuyant toute hypocrisie, nous préférons donner directement dans ce livre les **références des produits que nous considérons comme étant les meilleurs.**

Prenons le cas du **germe de blé.**

Dans le commerce diététique, il y a d'innombrables germes de blé mais *il n'en existe qu'un seul* n'ayant subi aucune adjonction et étant d'origine biologique.

Ainsi, je ne vois pas pourquoi je laisserais le lecteur errer de magasin de diététique en magasin de diététique, lui faisant perdre un temps précieux alors qu'il m'est facile d'indiquer le nom et la marque de ce produit.

Donc je répète : *Je rejette toute hypocrisie; quitte à me faire accuser de publicité, je préfère citer les noms, les références des produits que je considère comme les meilleurs.*

le P.O.P.

Comprimés d'huîtres portugaises sauvages dont voici l'analyse.

Il ne s'agit pas de la coquille comme beaucoup le pensent, mais du mollusque lui-même.

ANALYSE

réalisée par l'Institut scientifique d'hygiène alimentaire.

RÉFÉRENCE — Analyse n° 9. 2. 4401 r 65.
OBJET : Analyse chimique moyenne d'une poudre d'huître référencée : « Portuguese Oyster Powder — POP. »
Année 1964 : Envoi des laboratoires I.T.C., 117, avenue Émile-Zola, 75015 PARIS.

Résultats

Éléments organiques (g)

	Par 100 g prod. brut
Humidité	6,5
Matière sèche	93,5
Azote total	8,2
Azote ammoniacal	0,100
Azote aminé	0,95
Protides totaux (coef. 6,5)	53,30
Acides aminés libres (calculés en protides) (coef. 6,5)	6,2
Protéines	47,1
Lipides totaux	5,9

Pourcentage des principaux acides gras par rapport à la matière grasse

Acide caproïque	2,6
– caprylique	1,1
– caprique	2,6
– laurique	33,2

– myristique	5,9
– palmitique	15,5
– palmitoléique	8,3
– stéarique	1,4
– oléique	6,5
– érucique	17
– en C19 ion-insaturé	6
Glucides totaux (exprimés en glucose) (g)	10
Glucides directement réductibles	*Absence*
Glucides, type saccharose	*Traces indosables*
Glucides type dextrine (g)	4,4
Glucides type amidon (g)	4,8

Éléments minéraux (g)

Cendres ou matières minérales totales (à 500 °C).	22
Calcium	1,75
Phosphore	0,71
Sodium	3,7
Potassium	0,675
Fer	0,012
Magnésium	0,923
Manganèse	0,003
Arsenic	0,000 4
Cuivre	0,230
Zinc	1,085
Cobalt	0,000 05
Rapport $\frac{Ca}{P}$	2,45

Éléments vitaminiques (mg)

Thiamine (vitamine B 1)	0,230
Riboflavine (vitamine B 2)	0,330
Pyridoxine (vitamine B 6)	0,380
Acide pantothénique	0,740
Biotine	0,078
Cyanocobalamine (vitamine B 12).	0,015
Amide nicotinique (vitamine PP)	5,240
Pouvoir réducteur total (exprimé en acide ascorbique)	30
Pouvoir réducteur apparent (exprimé en acide ascorbique)	14,3
Réductones (exprimé en acide ascorbique)	9,7
Acide ascorbique réel	4,6
Acide déshydroascorbique	15,7
Acide ascorbique total (association acide ascorbique réel + acide déshydroascorbique)	20,3

Acides aminés totaux indispensables (g)

L-Arginine	3,6
L-Histidine	1,4
L-Isoleucine	2,7
L-Leucine	0,63
L-Lysine	4,80
L-Méthionine	1,1
L-Phénylalanine	1,6
L-Thréonine	0,30
L-Tryptophane	0,23
DL-Tryptophane	0,44
L-Valine	0,29

Recherche et dosage de certaines enzymes

— *Amylases :* méthodes Wohigemuth (Suppl. Pharm. Biol. n° 8, mars 1958) : 320 unités par gramme de poudre P.O.P.

— *Phosphatase alcaline :* méthode Bossey-Lowry-Brook (J. Biol. Chem. 164 - 321 - 1946) : 2,5 millimole (paranitrophénol) par heure et pour 100 g de poudre P.O.P.

Le Directeur
des Laboratoires
de la Recherche
Scientifique :
P. BRUN

Ce produit que nous utilisons depuis plus de quinze ans est le complexe le plus extraordinaire existant dans la nature car il contient :

- TOUTES LES VITAMINES même les plus rares.
- la TOTALITÉ DES MINÉRAUX,
- TOUS LES OLIGO-ÉLÉMENTS catalyseurs connus.

Inclus dans un complexe protéique hautement assimilable, ce produit diététique donne des *résultats absolument incomparables dans :*

- LA FATIGUE GÉNÉRALE
- LA FATIGUE PHYSIQUE
- LA FATIGUE SPORTIVE
- LA FATIGUE INTELLECTUELLE
- LA FATIGUE SEXUELLE
- LA SPASMOPHILIE
- LA DÉMINÉRALISATION
- LA DÉCALCIFICATION
- L'OSTÉOPORO-MALACIE
- L'ARTHROSE
- L'IMPUISSANCE
- L'ANÉMIE
- L'AMAIGRISSEMENT

Il *améliore* également de façon très intéressante les *peaux ridées,* favorise la *repousse des cheveux* et dans ces cas précis, il est nécessaire d'utiliser en plus :

P.O.P. crème.

POSOLOGIE

Selon l'âge, cet aliment s'utilise à raison de : 1/4 de comprimé (nourrisson) à 3 comprimés (adulte) par jour.

Pour le *sport de compétition,* dans le cas d'entraînement

intensif, on peut « pousser » jusqu'à 10 comprimés par jour, voire 15 comprimés le jour de l'épreuve ; il n'y a là aucun dopage mais **super-nutrition.**

Tous les troubles digestifs importants, gastriques, entériques, coliques, hépatiques, de même que l'hypertension, l'angor nécessitent des doses réduites : 1 à 2 comprimés par 24 heures.

Les comprimés seront toujours pris au milieu des repas.

pomme

Contient des vitamines B, C, provitamine A, calcium, magnésium, potassium, silice, sodium, brome, arsenic, chlore, fer, aluminium et surtout phosphore.

Contenant pectine et tanin, la pomme peut être utile si l'on estime nécessaire de combattre une diarrhée. Dans ce cas, elle sera employée en monodiète.

pomme de terre

Contient de la vitamine C, vitamine B, fer, potassium et silice.

La pomme de terre contient peu de protéines mais ces protéines sont très équilibrées. Elle contient 15 % d'amidon. L'amidon des pommes de terre offre une grande supériorité par rapport à l'amidon des céréales.

L'amidon de la pomme de terre est en effet plus digeste (pour la plupart des individus) que celui des céréales.

Alors que l'amidon des céréales (mêmes complètes) favorise l'hémogliase, celui des pommes de terre et autres racines n'est pas dangereux à ce point de vue.

A poids égal, la pomme de terre fait trois fois moins grossir que les céréales.

On a prétendu que la pomme de terre était trop riche en potassium, ce qui est exact lorsqu'elle est cultivée à l'aide d'engrais chimiques. Mais le problème est présenté sous un faux jour car les autres légumes cultivés de la même manière contiennent aussi trop de potassium.

Petits pois, haricots verts, champignons contiennent, à culture identique (naturelle ou chimique), au moins autant de potassium.

On crée la confusion dans les esprits en cherchant à faire

passer l'inconvénient inhérent au mode de culture pour un défaut inhérent à la nature de l'aliment.

De même, on accuse la pomme de terre de contenir de la solamine, ce qui est encore exact. Mais on omet de préciser que seules les pommes de terre germées ou ayant verdi au soleil en contiennent.

Cultivées naturellement, les pommes de terre restent d'excellents légumes.

La pomme de terre est diurétique et son jus est anti-ulcéreux (voir à « choux » comment l'utiliser).

prune

Provitamine A, vitamines D1, C, potassium, calcium, sodium, phosphore, soufre, magnésium, manganèse sont retrouvés à l'analyse.

Par ses mucilages, sa cellulose, la prune est un laxatif de choix.

Pour la constipation, un repas exclusivement constitué de pruneaux est recommandé à la place du petit déjeuner.

prunelle

Contient silice, potassium, oligo-éléments, vitamine C.

Quelques baies tous les jours auront une action astringente et galactogène.

radis et raifort

Ils contiennent vitamines B, C, phosphore, soufre, magnésium, potassium et iode.

Toutes les espèces de radis ou de raifort ont une action dissolvante sur les calculs (surtout biliaires). On consommera alors le jus à la dose de 10 à 50 cc par jour.

Un excellent jus est le radis noir Superdiet. On fera des cures de 1 ampoule à jeun dans de l'eau chaude pendant 15 jours au début de chaque trimestre.

raisin

Riche en vitamines B et C, provitamine A, très minéralisé, phosphore, magnésium, potassium, sodium, manganèse, calcium, chlore, silice, fer, fluor.

Sa haute teneur en sucre (15 %) le rend très nutritif. Chez certains, par sa cellulose, le raisin a une action laxatogène. Chez d'autres, par ses tanins, le raisin peut avoir une action constipante.

rhubarbe

La feuille est extrêmement riche en acide oxalique. C'est un poison.

La tige crue contient des vitamines B et C mais elle est très acide et assez décalcifiante.

Mangée cuite avec du sucre, elle est difficile à digérer.

En général, on utilisera très peu cet aliment.

riz

Il contient des vitamines B, provitamine A, phosphore, potassium, soufre, magnésium, calcium, fer, fluor, manganèse, iode.

Le riz est la céréale la plus riche en glucides.

Il faut consommer le riz semi-complet car on doit éviter le riz soumis à une décortication lui ayant fait perdre ses minéraux et ses vitamines.

Les monodiètes au riz sont très à la mode. Certains pensent que le riz possède un principe guérisseur. Il n'en est rien. Le fait de ne manger qu'un aliment déclenche les *autolyses guérisseuses*. C'est là le mécanisme agissant.

Moins on mangera de riz et plus la monodiète se rapprochera du jeûne et plus la guérison sera rapide. Il en est de même de toutes les monodiètes.

rutabaga

A l'analyse, on trouve des vitamines B et C, de la provitamine A, potassium, phosphore, sodium, silice, magnésium, manganèse.

Le rutabaga est diurétique.

safran

Riche en phosphore comme tous les aromates, le safran est légèrement emménagogue.

salicorne

Plante poussant naturellement dans les marais salants. Elle est surnommée haricot de mer.

Bien minéralisée, contenant de la vitamine C, elle peut être consommée crue ou cuite.

salsifis

Racine amylacée, il contient un amidon, l'inuline, se transformant en lévulose dans l'organisme.

Cet aliment, en général bien accepté par tous, varie agréablement les menus.

Il contient vitamines B, silice, potassium et phosphore.

sarriette

Très bon aromate, carminatif, vermifuge, légèrement aphrodisiaque.

sauge

La sauge est légèrement calmante et emménagogue.

Elle est anti-sudorale mais on ne doit pas l'employer pour combattre la sueur qui représente souvent une élimination.

scorsonère

Mêmes caractéristiques que le salsifis.

seigle

Contient des vitamines B, fer, calcium, potassium, silice.

Contrairement aux autres céréales, le seigle ne semble pas épaissir le sang. Peu salé et bien travaillé, le pain de seigle en petites quantités est le pain idéal des athéromateux, artérioscléreux, hémogliasiques, variqueux, etc.

Regrettons que ce pain soit en général très indigeste car mal panifié.

soja

Le soja est richement minéralisé ; il contient 40 % de protides, 18 % de lipides et 20 % de glucides.

Malgré sa richesse en protides, il est carencé en méthionine et inapte à remplacer les protéines animales ; un bébé élevé au lait de soja fait neuf fois sur dix de la malnutrition et se présente avec des membres squelettiques, un ventre hyperdilaté indiquant et la carence protéique et le surmenage digestif.

Le soja est aussi très chargé en purines (deux fois plus que la viande de porc), très chargé en acide phytique chélatant oligo-éléments et minéraux ; il contribue à la décalcification et à la déminéralisation, car il contient un facteur antitrypsinogène vis-à-vis du pancréas et un facteur antithyroïdien. Ce facteur antithyroïdien est moins dangereux pour les Asiatiques qui consomment des algues dans leur alimentation. Il est également probable qu'au cours des millénaires les Asiatiques se sont habitués au soja et qu'il a perdu pour eux une partie de ses nocivités.

Mais l'Européen actuel, déjà soumis à des adaptations au bruit, aux stress divers, à la précipitation, à la pollution chimique, radio-active, médicamenteuse, etc., ne devrait pas demander à son organisme de s'adapter en plus à un aliment défavorable à la santé.

sucre industriel

Cette substance fait partie de ce que l'homme a fabriqué de pire.

En effet le sucre industriel possède les inconvénients suivants :

A. Il permet l'utilisation des café, thé, cacao, qui sans lui seraient peu ou pas utilisés.

B. Il contient des additifs chimiques : bleu solanthrène, bleu d'indanthrène ou autres qui lui donnent sa couleur blanche.

C. Par le raffinage industriel, le sucre est privé de ses minéraux, oligo-éléments, vitamines, diastases, etc.

Non seulement il n'apporte pas à l'organisme ces précieux éléments mais encore il lui soustrait ces éléments vitaux pour être métabolisé.

D. Contrairement aux complexes naturels sucrés, le sucre industriel produit très vite dans la bouche un milieu riche en acide lactique. Cet acide lactique attaque l'émail dentaire et produit des caries.

aliments irradiés

Citons l'opinion de C. Louis Kervran, membre actif de l'Académie des Sciences de New York, parue sous le titre : « Réflexions sur l'irradiation des pommes de terre. »

« L'étude reproduite dans le numéro du 17 juin " Les aspects économiques et commerciaux de l'irradiation des pommes de terre " (La journée des fruits et légumes, Montpellier) m'a conduit à quelques réflexions.

« Si elle présente les " aspects économiques et commerciaux ", elle passe rapidement sur les aspects biologiques, considérés comme résolus. Peut-être, hélas, car les technocrates l'emportent toujours dans notre société actuelle et, juridiquement, il leur a été donné raison.

« J'ai été consulté l'année dernière sur ce sujet, car la France aussi veut " être dans le vent ". Les " groupes de pression économiques " ont eu gain de cause malgré les avis défavorables de beaucoup d'hygiénistes, les avis ne pouvant être des oppositions.

« Je comprends les " aspects économiques et commerciaux " de ce problème et cependant j'y reviendrai, car il semble bien qu'il ne s'agit que de certains aspects, que les aspects essentiels n'ont pas été vus ou ont été passés sous silence, montrant bien qu'il ne s'agit que d'une décision orientée, dans l'intérêt de quelques-uns, non de l'intérêt général.

« A mon avis, on est allé trop vite, comme trop souvent dans ces domaines nouveaux où l'on joue l'apprenti-sorcier. La décision d'accepter en France l'irradiation des pommes de terre est le résultat de pressions d'organismes puissants qui ont prétendu qu'il fallait aller vite, que la France était en retard, qu'on n'attendait plus qu'elle pour prendre une décision européenne, indispensable, etc, arguments sans cesse ressassés. Si quelques-uns se jettent à l'eau, est-ce un argument que de s'y précipiter aussi pour dire qu'on ne sera pas le dernier ?

« Quand on fait une expérience, on ne trouve que ce que l'on cherche, en général, puisque les analyses portent sur ce que l'on cherche. C'est le hasard qui attire l'attention sur l'imprévu. A l'origine, on a seulement cherché à voir si les tubercules irradiés devenaient radioactifs. La conclusion fut négative. C'était d'ailleurs évident a priori pour qui connaît tant soit peu la physique nucléaire : on a donc décrété qu'ils n'étaient pas nocifs puisqu'on ne constatait aucune radioactivité induite.

« On les a donnés pendant peu de temps à des animaux, à des hommes : on n'a rien constaté comme effets nocifs. Cela en utilisant de petites quantités de pommes de terre préparées par des spécialistes, irradiées avec soin, sous contrôle constant de la régularité de l'irradiation. Il n'est pas certain que dans un traitement industriel, avec une machine confiée à un conducteur moins compétent, la constance de l'irradiation soit assurée. Mais admettons que l'automatisme soit assuré dans une très grande installation et que, de ce côté, tout soit pour le mieux.

« Aussi la raison pour laquelle j'ai donné un avis défavorable, lu à l'Académie de Médecine, est tout autre. Nous n'avons pas le recul suffisant d'une ingestion prolongée de pommes de terre irradiées. Mais mon argument principal est que l'étude expérimentale a été mal faite, puisqu'on n'a vu que l'étude physique de la radioactivité. **Or chacun sait que l'irradiation a aussi des effets chimiques.** On se sert de fortes doses radioactives en chimie des matières plastiques pour modifier les structures et les liaisons. On utilise souvent le cobalt 60 et j'ai vu employer des sources de 200 curies (maintenant dépassées) ; je rappelle qu'une curie est sensiblement l'effet produit par un gramme de radium ; cette notion est insuffisante car c'est une unité de quantité que l'on peut rapprocher, en électricité, de la notion d'ampère-heure, et il faut tenir compte de l'énergie de pénétration des rayonnements, notion un peu analogue à celle de la tension exprimée en volts ; en rayonnements ionisants, cette énergie de pénétration s'exprime en MeV (millions d'électrons-volts) ; or le cobalt 60 a un rayonnement beaucoup plus pénétrant que le radium. Grâce à cette pénétration, **on modifie les liaisons chimiques, non seulement sur les molécules de surface, mais suffisamment en profondeur pour " greffer " un**

plastique sur un autre, ou l'on peut en quelque sorte le " cémenter ", modifier sa surface pour obtenir en réalité un autre plastique plus dur en surface ; ces techniques sont maintenant courantes et montrent la puissance chimique du procédé. Les rayons pénétrants du cobalt 60 (1,3 MeV) ou du césium (0,6 MeV) peuvent transformer les mélocules d'un corps (les rayons X du radium sont beaucoup moins pénétrants : 0,2 MeV ; nous ne tenons compte que des rayons seuls utilisables dans l'irradiation des pommes de terre).

«Il était donc logique qu'un jour quelqu'un s'avise de penser aux effets chimiques de ces radiations sur les pommes de terre. Ce qu'a fait un laboratoire américain. *Il a constaté qu'il se formait, dans les tubercules irradiés, des alcaloïdes dangereux ; on sait toute la nocivité des alcaloïdes, des solanacées, par exemple les fruits verts de la pomme de terre, même des tubercules qui verdissent : la faible énergie des photons de la lumière solaire, prolongée dans ces effets, suffit déjà à modifier profondément la composition de la pomme de terre et à la rendre toxique. Quelle est l'importance qualitative et quantitative de ces alcaloïdes engendrés par l'irradiation, leur danger lors d'une consommation prolongée ? Tout cela est encore mal connu et c'est pourquoi on comprendra les réticences des hygiénistes devant une décision hâtive, précipitée même. Les chercheurs américains qui ont découvert ce phénomène ont immédiatement attiré l'attention des pouvoirs publics sur cet aspect qui était demeuré inconnu et, en attendant que l'étude soit terminée,* ils auraient souhaité que l'autorisation d'irradier les pommes de terre soit rapportée, du moins dans l'attente des conclusions. On nous a objecté la décision américaine pour dire que l'administration française ne pouvait plus différer sa décision favorable, argument spécieux puisque nous avions attiré l'attention sur le fait nouveau ci-dessus avant que la décision française fût prise.

« Il m'a semblé utile de justifier ma position vis-à-vis des producteurs et des commerçants de la pomme de terre car, en toute conscience, j'estime que la décision a été prématurée, qu'on a leurré trop d'hygiénistes en ne faisant état que de la non-radioactivité induite, qu'on a passé sous silence ou qu'on a ignoré, chez quelques professionnels du circuit de la pomme de terre qui, mal informés, ont donné un accord plus ou moins exprimé à ceux qui, pour certains intérêts, voulaient brûler les étapes. Car je ne suis pas sûr non plus que les différents aspects économiques et commerciaux aient été vus, que toute la profession ait été consultée.

« En effet, il y a des procédés pratiques et peu onéreux pour nos régions (je pense à la chaux vive, au lithothame finement broyé, etc.), qui permettent une conservation pendant six mois. Est-il économique d'introduire un procédé dont on n'est pas sûr de l'inocuité, pour gagner un mois ou deux? Est-ce même souhaitable pour les producteurs et les commerçants? On récolte, par endroits, les tardives fin septembre, début octobre; les hâtives viennent fin avril, début mai; la soudure porte sur mars-avril, au plus. Il y a ainsi deux mois d'incertitude, un mois même selon les années, surtout en conservant les pommes de terre comme sus-indiqué. Il n'y a donc, pour l'Europe, aucune raison de rechercher un procédé de conservation pour dix mois, et les ventes sur d'autres régions du globe, pour ces deux mois d'incertitude, sont-elles suffisantes pour justifier l'amortissement d'une installation d'irradiation d'une denrée bon marché, nécessairement grevée de frais non négligeables de transport jusqu'à l'usine de traitement, de manipulations et de fonctionnement d'un matériel complexe?

« Dès lors, où est l'intérêt économique? Il ne m'apparaît pas évident. Cet aspect ne semble pas avoir été vu par le rapporteur du Symposium sur l'irradiation des pommes de terre, où il a été passé sous silence, comme il ressort du texte publié le 17 juin 1970 par " La Journée des fruits et légumes ". N'eût-il pas été bon de prendre l'avis des producteurs? Qu'en pensent notamment les producteurs de pommes de terre hâtives? Si les stocks d'anciennes pommes de terre sont loin d'être épuisés en juillet-août, parce qu'on aura des marchandises irradiées bien conservées dix mois, que deviendra la vente des primeurs en mai-juin? Il ne semble pas que le problème économique ait vraiment été abordé dans cette décision de technocrates; dans l'intérêt des producteurs et des commerçants de pommes de terre hâtives — et c'est aussi l'intérêt des consommateurs, toujours contents d'avoir de bonne heure des pommes de terre nouvelles — une action semble à mener, ne serait-ce que la concertation pour refuser d'utiliser cette méthode, en l'état actuel de nos connaissances; il y a peut-être d'autres moyens efficaces, mais cet aspect est totalement en dehors de ma compétence, j'ai seulement voulu attirer l'attention sur le plan biologique, que l'on a escamoté avec une légèreté regrettable. »

annexe

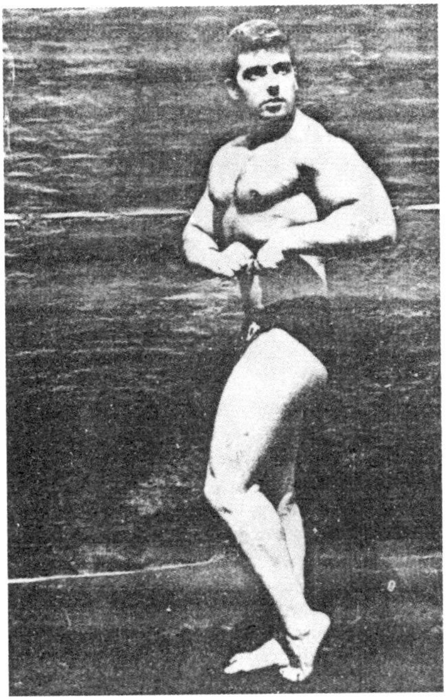

A

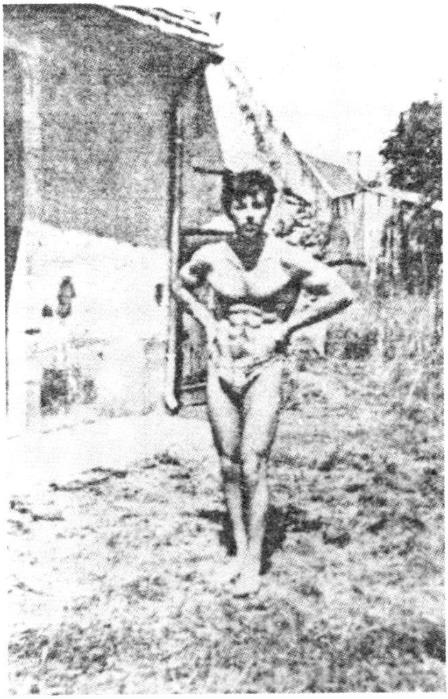

B

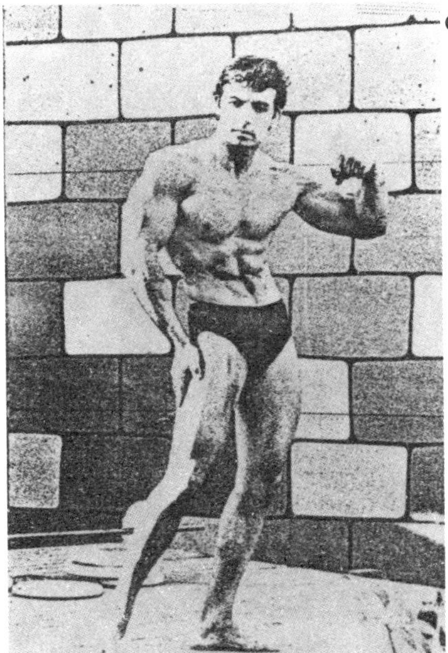

C

Photos 1.

A — Avant crudivorisme.
B — Après 2 ans de crudivorisme : perte de 20 kg de muscles, fatigabilité et frilosité extrêmes, caries dentaires multiples chez un individu exempt de toute carie à 28 ans et qui faisait l'étonnement des dentistes avant crudivorisme.
C — Après adoption de l'alimentation équilibrée et naturelle préconisée par Robert Masson, il devient champion de France de sa catégorie.

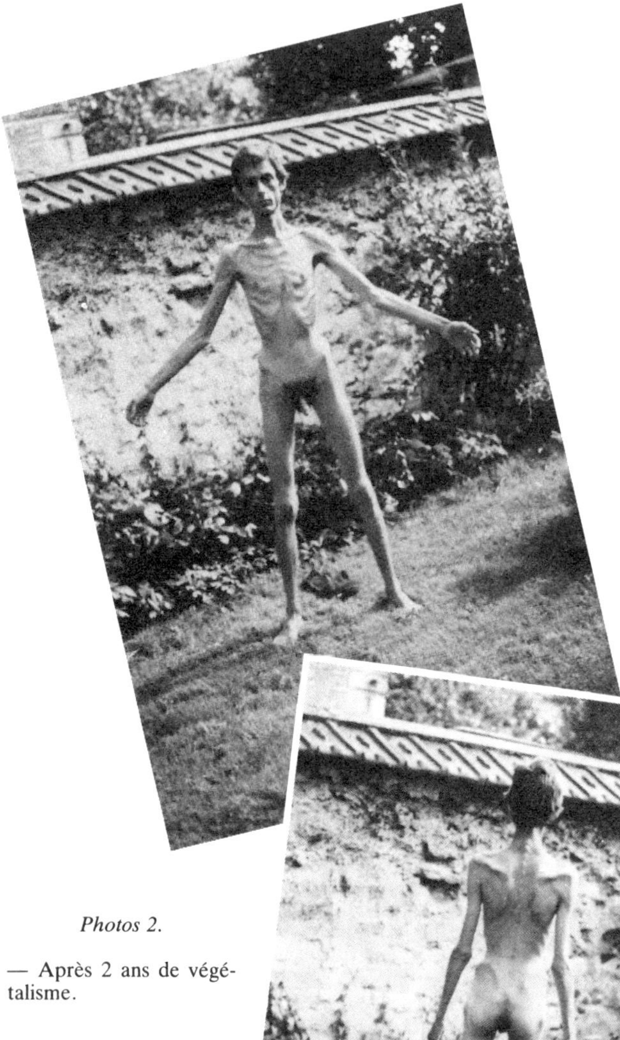

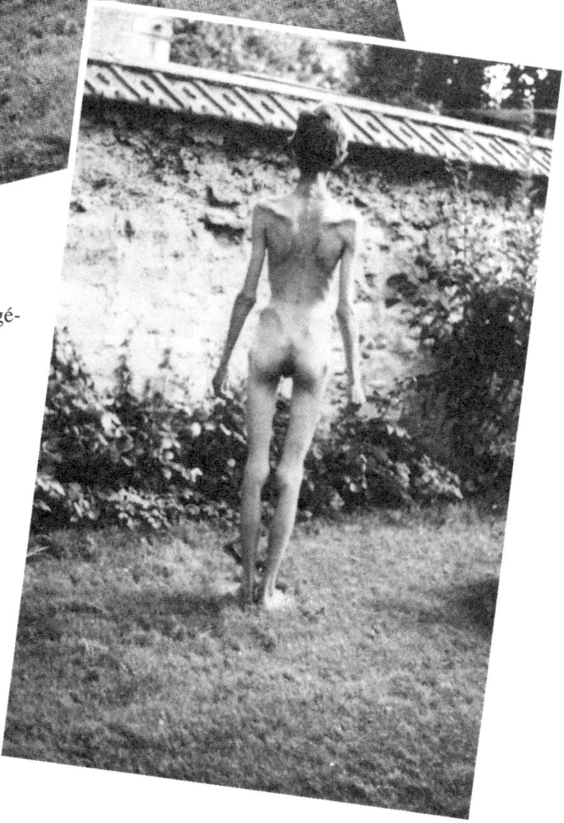

Photos 2.

— Après 2 ans de végétalisme.

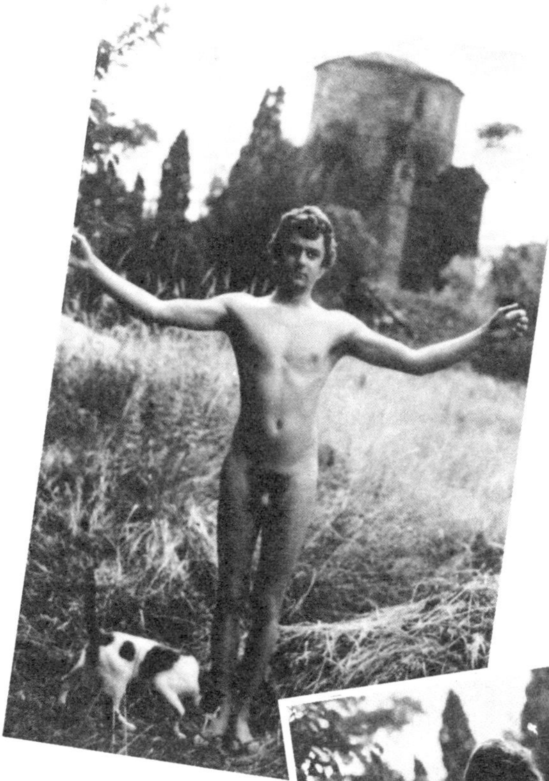

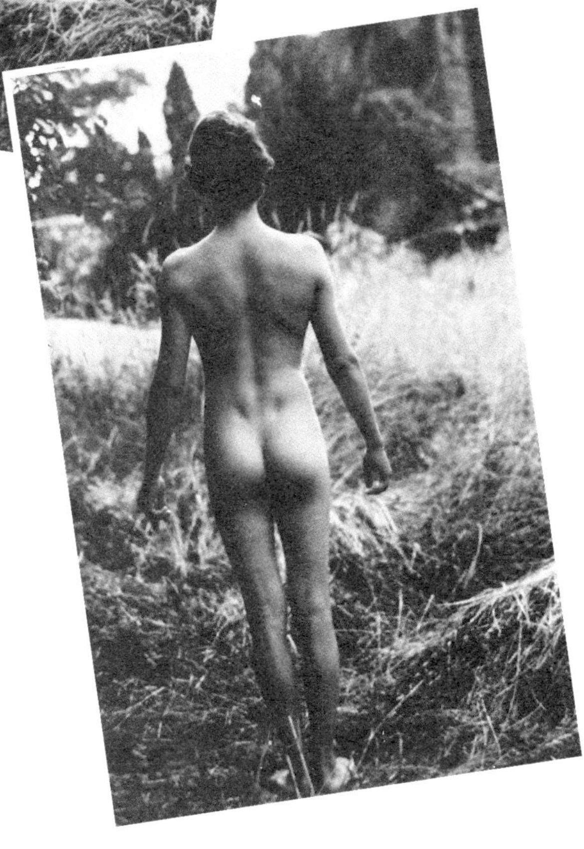

— Un an jour pour jour après cessation du végétalisme.

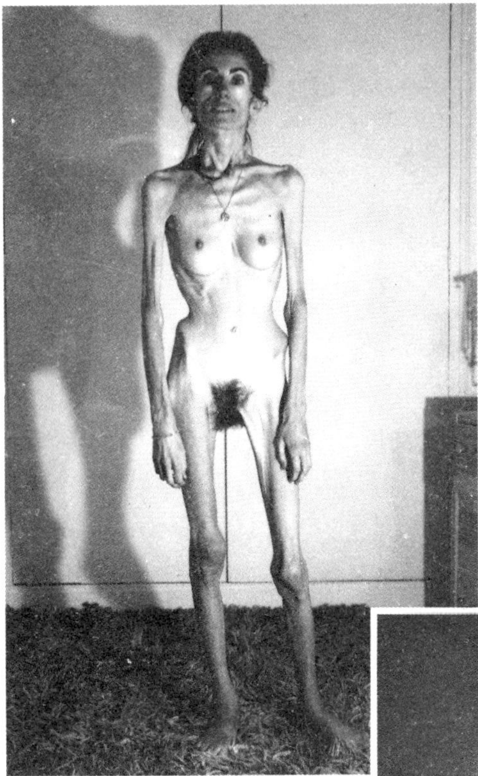

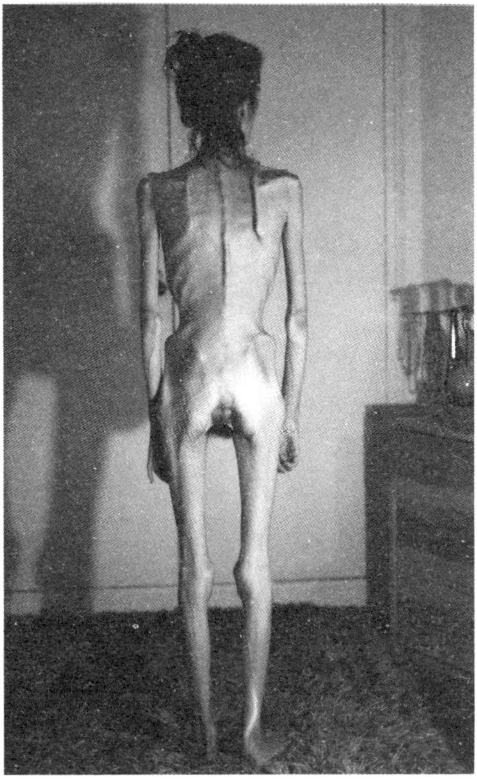

Photos 3.
— Après quelques années d'une alimentation *riche* en œufs, fromage, poisson, viande mais *dissociée* (1,70 m, 28 kg).

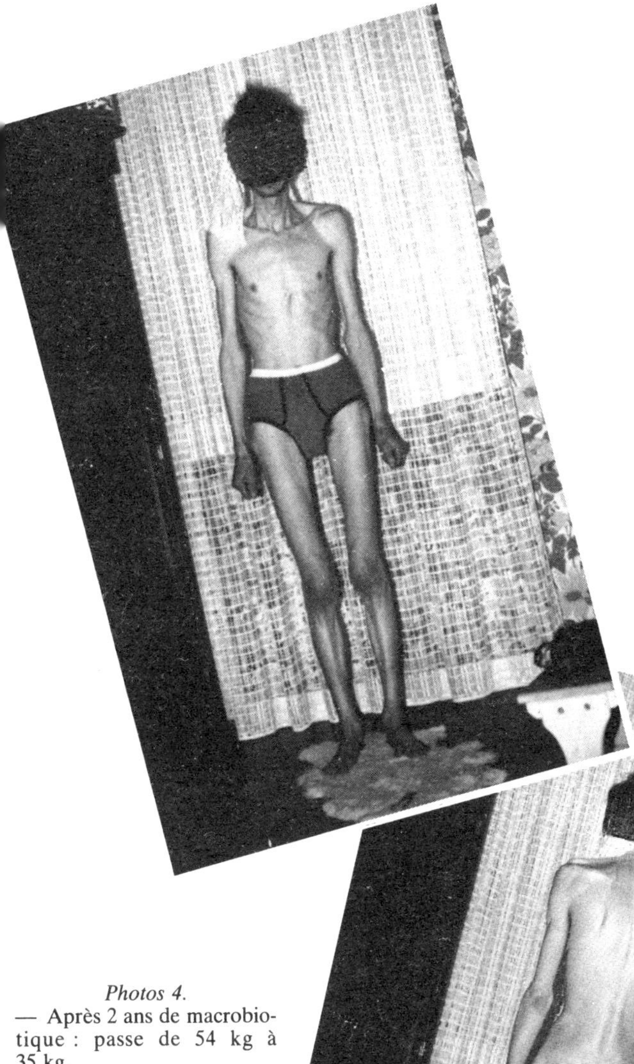

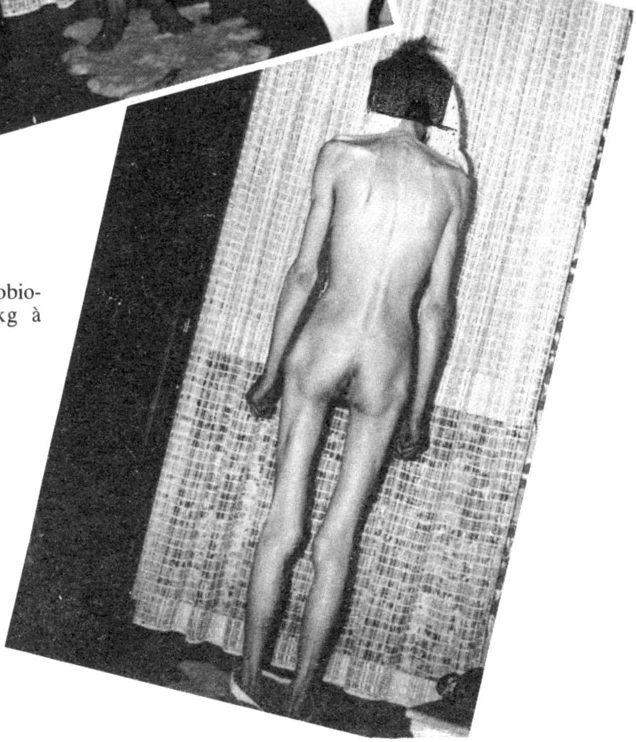

Photos 4.
— Après 2 ans de macrobiotique : passe de 54 kg à 35 kg.

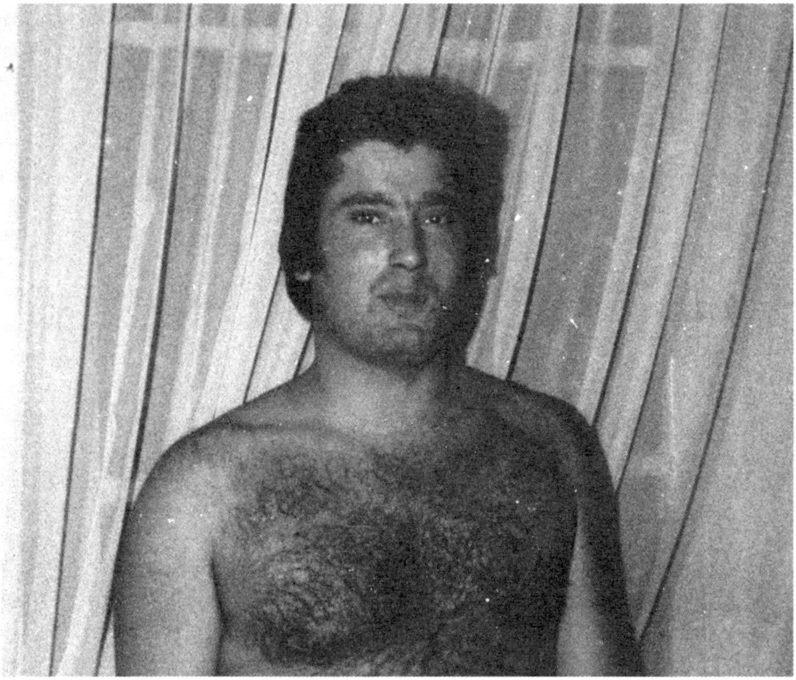

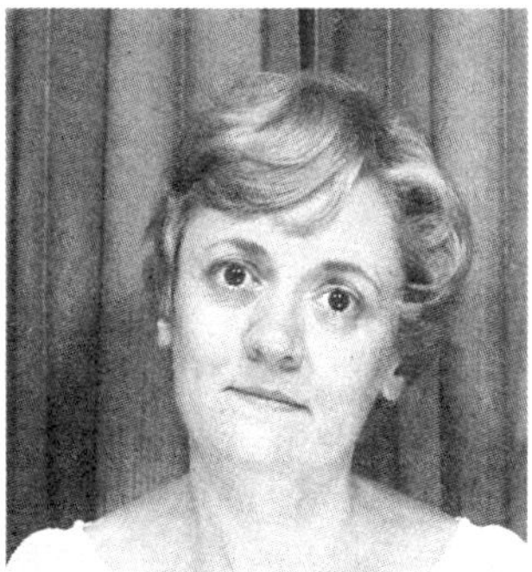

Photos 5.
(Voir commentaire p. 137.)

Table

ÉTUDE CRITIQUE DES RÉGIMES CLASSIQUES

*La composition
et l'impression de ce livre ont été effectuées
par l'imprimerie Aubin à Ligugé
pour les Éditions Albin Michel*

AM

*Achevé d'imprimer en février 1988
N° d'édition 10011. N° d'impression L 25291
Dépôt légal, février 1988*

Imprimé en France